AF306059

CONGRÈS DES MÉDECINS ALIÉNISTES ET NEUROLOGISTES

DE FRANCE ET DES PAYS DE LANGUE FRANÇAISE

NEUVIÈME SESSION — ANGERS 1898

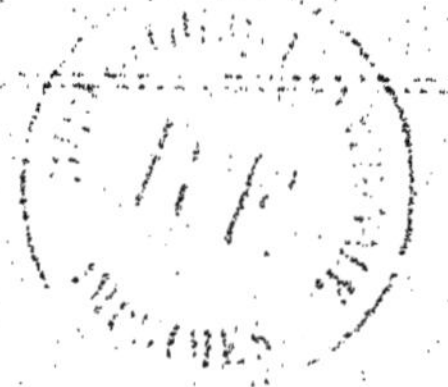

DU

RÔLE DES ARTÉRITES

DANS LA

PATHOLOGIE DU SYSTÈME NERVEUX

PAR LE

Dr Ernest COULON

ANCIEN INTERNE PROVISOIRE DES HOPITAUX DE PARIS

MÉDECIN DES ASILES D'ALIÉNÉS

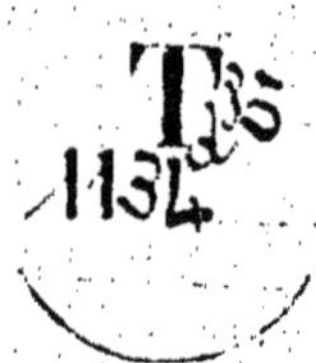

CONGRÈS DES MÉDECINS ALIÉNISTES ET NEUROLOGISTES

DE FRANCE ET DES PAYS DE LANGUE FRANÇAISE

NEUVIÈME SESSION — ANGERS 1898

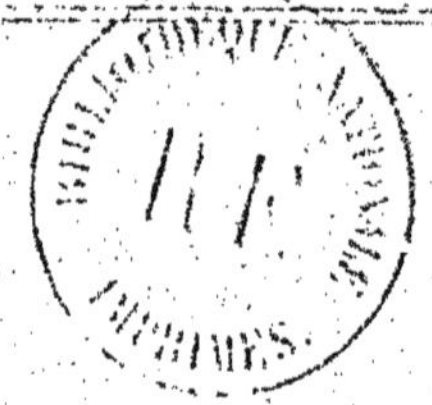

DU

RÔLE DES ARTÉRITES

DANS LA

PATHOLOGIE DU SYSTÈME NERVEUX

PAR LE

Dr Ernest COULON

ANCIEN INTERNE PROVISOIRE DES HOPITAUX DE PARIS

MÉDECIN DES ASILES D'ALIÉNÉS

AVANT-PROPOS

Le rôle des lésions artérielles occupe dans la pathologie du système nerveux une place importante. L'histoire des hémorrhagies cérébrales, des ramollissements consécutifs aux oblitérations vasculaires a fait l'objet de travaux considérables. L'athérome cérébral, les artérites syphilitiques des centres nerveux ont suscité des études très nombreuses.

Nous aurions voulu suivre dans notre travail la marche habituellement suivie et exposer par ordre historique les différents travaux faits sur la question. Nous nous heurtions là à de grandes difficultés. Beaucoup de travaux importants n'envisageaient pas la question au point de vue qui nous occupe, et, de plus, la grande diversité des sujets qui y touchent nous eût exposé à des redites trop fréquentes.

D'autre part, le peu de temps dont nous disposions ne nous a pas permis de recourir à tous ces travaux, et nous ne pouvons que regretter d'avoir été obligé de nous limiter dans cette importante étude.

Nous avons dû souvent nous borner à une simple énumération de noms d'auteurs, et nous n'avons pu donner à la plupart qu'une place parfois trop restreinte.

Aussi osons-nous espérer que l'indulgence du lecteur viendra combler les lacunes bien involontaires qui pourraient exister dans notre travail; une question qui touche non seulement à toute la pathologie du système nerveux mais à une grande partie de la pathologie générale ne pouvait être traitée avec la compétence nécessaire que par une plume plus autorisée que la nôtre.

Envisageant la question à un point de vue plus spécial, nous nous sommes efforcé, nous appuyant sur les plus récents travaux d'anatomie-pathologique, de restreindre notablement le rôle des altérations artérielles dans la pathogénie du système nerveux. Il semble, en effet, que le moment soit venu de donner au rôle de l'élément nerveux la prépondérance dans les affections du névraxe. Les réactions directes de la cellule nerveuse en présence des substances toxiques ou infectieuses qui l'atteignent, ne suffisent-elles pas, en effet, pour rendre compte de la grande majorité des lésions que présentent les centres nerveux et de la symptomatologie que ces altérations déterminent ?

Posée sur ce terrain, la question prend un intérêt qui va sans cesse grandissant, et notre exposé apparaîtra bien plutôt comme matière à discussion de nouveaux problèmes, que comme une énumération de faits désormais établis.

Que M. le Dr KLIPPEL, médecin des hôpitaux, qui nous a donné des indications bien précieuses, pour ce travail, reçoive ici l'expression de notre gratitude.

GÉNÉRALITÉS HISTOLOGIQUES

Nous n'avons pas à refaire ici l'étude bien connue de la structure des artères, mais il nous paraît cependant utile de rappeler quelques points particuliers à la disposition qu'elles affectent dans les centres nerveux.

Nous retrouvons ici l'endothélium vasculaire avec la même structure qu'il affecte partout ailleurs. Il est formé de cellules plates réunies par un ciment qui est un albuminate soluble et dans lequel se forment les stomates qui donnent passage aux globules blancs dans leur diapédèse. Cet endothélium repose sur une paroi propre, mince et sans structure admise par RANVIER, RENAUT, et qui aurait la signification d'une membrane vitrée. Pour M. DUVAL, cette membrane ne serait pas constante. L'endothélium et la paroi sur laquelle il repose représentent seuls le véritable tissu vasculaire. Les formations conjonctives et musculaires qui se moulent tout autour pour constituer le vaisseau, reconnaissent une autre origine et ne lui appartiennent pas. Ce tissu vasculaire est commun à tout le système circulatoire.

Dans les capillaires, on retrouve autour de la membrane propre une couche de tissu conjonctif formée de cellules allongées dans le sens de l'axe du vaisseau. C'est le périthélium d'Eberth, premier indice de la tunique externe.

Au moment où les capillaires deviennent artérioles, on voit apparaître au-dessous de la couche conjonctive périvasculaire des fibres musculaires enroulées en hélice autour des vaisseaux. Ces fibres forment la tunique moyenne, dont la contraction a pour effet de diminuer le calibre de l'artériole.

Les artères d'un plus gros calibre offrent une structure analogue, mais avec cette différence que l'on y rencontre la stratification d'un plus ou moins grand nombre d'assises de fibres musculaires et conjonctives. A mesure que l'on s'éloigne des capillaires, ce tissu conjonctif s'épaissit de manière à former en dehors de la tunique musculaire, une tunique plus ou moins épaisse (tunique externe) qui contient une proportion assez considérable de fibres élastiques. Ce sont ces mêmes fibres élastiques qui forment un véritable réseau entre les fibres musculaires de la tunique moyenne et qui figurent sous celle-ci une sorte d'épaississement membraniforme discontinu, la membrane limitante interne.

Mais ce qui distingue les vaisseaux des centres nerveux, c'est que, dans les capillaires les cellules conjonctives qui constituent le périthélium d'Eberth prennent « la disposition d'une gaine véritable, formée de tissu conjonctif réticulé, et connue sous le nom de gaine périvasculaire de Robin et de His, ou de gaine lymphatique, car elle limite un espace situé entre elle et le capillaire proprement dit, espace qui est plein d'un liquide analogue à la lymphe » (Mathias-Duval) (1) : elle serait, d'après Axel Key et Retzius, recouverte d'un endothélium sur ses deux faces. Cette gaine périvasculaire se prolonge sur tous les vaisseaux sanguins des centres nerveux. Pour certains auteurs elle serait en communication avec un système lacunaire fermé, constituant sous la pie-mère les espaces épi-cérébraux et épispinaux de His. Elle pourrait bien alors ne pas appartenir au système lymphatique.

Une autre particularité propre aux artères du système nerveux, c'est que « les vaisseaux, entourés de fibriles conjonctives, sont en outre enveloppés d'un manchon névroglique qui les suit jusque dans leurs plus fines rami-

____

(1) Mathias-Duval : Précis d'histologie, p. 674.

fications, manchon névroglique qui se continue avec la névroglie centrale, la névroglie sous-pie-mérienne, et la névroglie interfasciculaire et intertubaire ». (DÉJERINE) (1). La nutrition des parois vasculaires est assurée par des vasa-vasorum, comprenant suivant l'importance des vaisseaux, des petites artères, des artérioles, des petites veines et des réseaux capillaires affectant la même disposition que dans le tissu conjonctif ordinaire. Ces vasa-vasorum, tout comme les capillaires eux-mêmes, donnent passage aux globules blancs dans leur diapédèse.

Le tissu conjonctif ne se retrouve dans les centres nerveux qu'autour des vaisseaux. Il représente le soutien mésodermique du névraxe. Les cellules nerveuses sont reliées entre elles par un tissu de formation ectodermique, la névroglie en continuité avec l'épithélium épendymaire et sur la structure duquel nous n'avons pas à nous étendre ici.

Une des particularités remarquables du tissu nerveux est le grand développement que prennent les voies lymphatiques dans sa structure; car non seulement tous les capillaires baignent dans des gaines lymphatiques en continuité les unes avec les autres, mais les cellules nerveuses seraient elles-mêmes, d'après His, entourées d'un véritable espace péricellulaire en communication avec les systèmes précédents. Quelle est la cause de cette disposition curieuse qui transforme le tissu nerveux en une véritable éponge lymphatique?

Elle paraît résider à la fois dans la constitution morphologique même des éléments nerveux et dans la nécessité d'une nutrition intensive qu'exigent leurs actes physiologiques. Dans tous les parenchymes dérivés du feuillet externe, les leucocytes pénètrent par diapédèse, et ces espaces inter-épithéliaux n'ont pas d'autre signification que ceux qui se forment normalement par la leucocytose à travers le revêtement épithélial d'une muqueuse par exemple. Mais dans les centres nerveux, la grande quantité des prolongements cellulaires et surtout leur grande longueur, jointes à l'interposition en plus ou moins grande

(1) DÉJERINE : Anatomie des centres nerveux, p. 200.

abondance des cellules de la névroglie, font que les cellules nerveuses ne sont point, comme celles des autres parenchymes, en contact direct les unes avec les autres. Ce défaut de juxtaposition, qui se comprend aisément lorsque l'on étudie l'histogenèse du tissu nerveux, entraîne fatalement comme conséquence une disposition particulière des voies sanguines et lymphatiques. Le liquide nourricier, représenté par la lymphe et les globules blancs, doit entrer en rapport direct avec chaque élément nerveux. D'autre part, les hématies contenues dans les capillaires, qui président aux oxydations c'est-à-dire à l'utilisation des matières de réserve, ont également besoin d'être aussi près que possible des cellules nerveuses à cause du travail intensif auquel l'organe se trouve soumis dans maintes circonstances et l'on peut concevoir comment, par le développement et le rôle de l'élément nerveux, l'élément vasculaire s'est peu à peu adapté à la disposition que ce dernier exigeait.

Cette disposition pourra maintes fois rendre compte de l'allure qu'affectent dans les centres nerveux des lésions qui évoluent différemment dans d'autres parenchymes, et comment l'inflammation y prend une manière d'être particulière (tubercules, gommes, lésions athéromateuses, anévrysmes miliaires, etc.).

La sclérose artérielle pourra même se présenter dans le système nerveux avec des caractères particuliers.

Les artères des centres nerveux peuvent être le siège d'inflammations aiguës et d'inflammations chroniques entre lesquelles il n'est possible de fixer aucun intermédiaire et que l'on isole simplement pour la clarté de la description.

Nous n'avons pas l'intention de retracer ici l'histoire anatomo-pathologique des lésions artérielles des centres nerveux ; nous ne pouvons pour cela que renvoyer aux auteurs qui ont décrit ces lésions. Cependant nous devons, pour la clarté de ce qui va suivre, faire quelques remarques qui trouveront ultérieurement leur utilité.

Dans les artérites, le caractère inflammatoire prime tous

les autres. Qu'elles soient aiguës ou chroniques on peut toujours y retrouver l'inflammation avec ses caractères, si bien qu'entre l'artérite la plus aiguë et l'artérite la plus chronique il n'y a qu'une différence de degré.

Dans les artérites aiguës, ce qui domine, c'est l'intensité du processus réactionnel de l'organisme vis-à-vis de l'agent irritant ou septique qui le lèse.

Cette réaction, comme toutes les réactions inflammatoires violentes, se traduit d'abord par la mise en jeu des aptitudes physiologiques particulières des cellules constituantes du vaisseau.

Dans les artérites aiguës, le processus paraît primitivement localisé à l'endartère. (Cornil, Letulle, Brault, etc.) Ces lésions se présentent le plus souvent sous l'aspect de plaques plus ou moins étendues, molles et gélatineuses, ou jaunâtres quand elles ont subi un commencement de désintégration. « L'artérite aiguë, dit M. Letulle (1), est par-dessus tout constituée par la tuméfaction inflammatoire de la couche sous-endothéliale. L'endothélium, lui-même, paraît intact au-dessus de la plaque gélatiniforme. Parfois, il est confondu dans un bloc fibrino-leucocytique, adhérent à la surface enflammée ; on a alors affaire à une variété particulière d'artérite, la thrombo-artérite aiguë. » La tuméfaction de la couche sous-endothéliale ne dépasse pas, au début, la lame élastique interne. Dans cette couche, les cellules conjonctives sont déformées, et leur noyau en voie de multiplication active.

« Dans les cas d'endartérite aiguë, disent MM. Cornil et Ranvier, où les éléments nouveaux se trouvent à la surface de la membrane interne, on ne saurait, pour expliquer leur formation, faire intervenir la théorie donnée par Cohnheim, d'après laquelle les globules blancs, sortis des vaisseaux par diapédèse, constituent des productions de l'inflammation ; l'étude attentive de ces éléments démontre bien, en outre, qu'ils proviennent de la division des éléments anciens (2). »

(1) Letulle : L'Inflammation.
(2) Cornil et Ranvier : Traité d'Histologie normale et pathologique.

D'après M. Brault, « presque toutes les cellules contenues dans la plaque hypertrophiée appartiennent au revêtement normal de l'endartère ; elles se présentent sous la forme d'éléments allongés à noyau arrondi, munis d'un ou deux prolongements à leurs extrémités (1). »

Le rôle des leucocytes immigrés dans l'endartère et qui sont d'autant moins nombreux que la lésion est plus ancienne, serait donc assez effacé. Sans doute ces éléments viennent exercer ici leurs fonctions phagocytaires qu'ils exercent dans tous les tissus enflammés.

A un stade plus avancé, l'inflammation s'étend peu à peu aux autres tuniques. La membrane élastique interne se dissocie, la tunique musculaire se laisse envahir par les leucocytes, la tunique externe participe peu à peu au processus inflammatoire. Mais ces lésions des autres tuniques sont secondaires, et d'une façon générale on peut considérer l'endartérite comme primitive.

Dans les cas moins aigus et dans les cas chroniques, c'est encore l'endartérite qui doit tenir la première place. (Cornil, Leirlle. Brault.) Mais quelle que soit la cause de l'artérite, en dehors des lésions spécifiques localisées, la sclérose des artères nous apparaît comme le dernier aboutissant de processus toujours à peu près analogues dans leur marche.

L'endothélium est considéré comme généralement indifférent au processus. (Leirlle.) Cependant, lorsqu'il tombe nécrosé, les couches sous-jacentes peuvent présenter des ulcérations. Ces ulcérations sont dues sans doute au même processus de nécrobiose qui a déterminé la chute de l'épithélium.

Les cellules de la couche sous-endothéliale forment, en proliférant, des couches superposées dans lesquelles se retrouvent des fibrilles conjonctives en assez grand nombre. On peut y rencontrer des néoformations vasculaires en activité ; c'est un tissu conjonctif nouveau qui s'organise. En vieillissant, ce tissu se tasse et se sclérose.

____

(1) Brault : Les Artérites, leur rôle en pathologie, p. 32.

Si l'inflammation s'étend à la lame élastique interne, on la voit tantôt s'épaissir à mesure que les fibres élastiques comprises entre les fibres musculaires deviennent plus épaisses, tantôt, si la lésion marche vers la nécrobiose, se désintégrer en formant des granulations abondantes autour du foyer dégénéré. (LETULLE.)

Lorsque la lésion artérielle évolue vers la dégénérescence athéromateuse, c'est dans la couche sous-endothéliale que la nécrose cellulaire édifie peu à peu les foyers d'athérome. La transformation fibro-calcaire apparaît comme un des stades de cette dégénérescence.

Ainsi nous voyons qu'aiguës ou chroniques, les inflammations artérielles évoluent vers la sclérose. Lorsque l'irritation n'est pas assez active pour provoquer la dégénérescence des éléments, c'est la sclérose pure sans athérome ; ainsi se montrent souvent les petites artères dans les cas dits d'artério-sclérose généralisée. Si au contraire la dégénérescence se montre en divers points, l'athérome survient comme un épiphénomène, comme une complication de l'artérite chronique (plaques athéromateuses des gros vaisseaux).

Tel est le mode d'évolution le plus fréquemment observé. Cependant, certaines maladies infectieu~es impriment à l'artérite certains processus particuliers que nous retrouverons à leur propos : telles la syphilis, la tuberculose, etc.

Nous en tenant ici aux généralités, nous rejetterons également à des chapitres spéciaux l'étude des complications dont peuvent s'accompagner les artérites, et qui, pour la plupart, donnent un cachet de gravité tout particulier aux lésions artérielles des artères des centres nerveux, nous voulons parler des ectasies anévrysmales, des ruptures et des oblitérations artérielles.

Nous devons simplement faire ici mention d'une théorie défendue par de nombreux auteurs et qui placerait certaines artérites sous la dépendance d'une localisation primitive à la tunique externe. Le fait est indéniable pour les artérites par propagation d'une lésion inflammatoire voisine. La pathogénie s'établit alors d'elle-même. Mais dans

les cas de lésions primitives des artères, l'explication de
la périartérite devenait difficile. M. H. MARTIN avait mis
les lésions de la tunique externe sous la dépendance des
lésions des vasa-vasorum de ces vaisseaux. La réfutation
de cette théorie est donnée par M. BRAULT (1), par les
arguments suivants : « Les artérioles de l'adventice se
résolvent en capillaires de fin calibre dont la distribution
ne s'étend pas à la moitié externe de la couche musculo-
élastique ; le réseau terminal des artérioles de l'adventice
forme, dans son ensemble, un système anastomotique de
forme cylindrique parallèle à la direction du vaisseau,
mais toujours situé à une grande distance de la lame élastique interne. Il est difficile, par suite, d'admettre que
l'oblitération d'une artériole de la tunique externe produise une lésion limitée au niveau de l'endartère. » Cette
théorie doit, à plus forte raison, être abandonnée pour des
artères de faible calibre, dont les parois ne contiennent
plus de vasa-vasorum, qui offrent cependant des plaques
d'artérite pouvant aboutir à la calcification et à l'obstruction complète.

M. BRAULT fait remarquer en outre que « les artérioles
de l'adventice ne contiennent pas de vasa-vasorum ; elles
s'enflamment donc suivant des procédés analogues à ceux
qui président à l'oblitération » des autres artères.

Le processus de l'artérite est bien un processus local,
une réaction de l'endartère soumise, soit à l'influence des
produits toxiques véhiculés par le sang, soit lésée par la
colonisation d'un élément microbien à sa surface. « La
plaque d'endartérite, dit M. BRAULT (2), représente dès le
début une néoformation de cellules connectives qu'une
irritation locale a provoquée. Lorsque la prolifération cellulaire se maintient dans de justes limites, la nutrition de
cette plaque peut se trouver suffisante pendant un temps
assez long, dont il nous est impossible de fixer la durée.
Si la réaction inflammatoire a été plus violente, la nutrition des couches les plus profondes est incomplètement

____

(1) BRAULT : *Loc. cit.*
(2) BRAULT : *Loc. cit.*, p. 69.

assurée. Il y a en quelque sorte un ralentissement dans les échanges, une véritable stagnation des liquides qui baignent les tissus, et, par suite, la vitalité de la partie profonde de l'artère est continuellement en souffrance. C'est alors que se produisent dans les parois artérielles les diverses dégénérescences et les foyers athéromateux qu'elles peuvent présenter.

C'est presque uniquement dans les plus grosses artères que le processus de nécrobiose aboutit à son stade ultime qui est la transformation du centre du foyer en véritable bouillie athéromateuse. Le plus souvent, surtout dans les artères de la base de l'encéphale, l'athérome s'arrête à la transformation fibro-calcaire. Au niveau des plaques d'artérite la lésion, localisée primitivement à la tunique interne, détermine une réaction inflammatoire du tissu conjonctif de l'endartère. Ce dernier répond par le processus sclérogène. Mais, peu à peu, les parties les plus centrales succombent et donnent toutes les réactions caractéristiques de la dégénérescence granulo-graisseuse. Peu à peu, tout autour de ces cellules centrales dégénérées, les autres cellules conjonctives, moins fortement atteintes, subissent la transformation calcaire, processus intermédiaire à la sclérose et à la nécrobiose et tant qu'elles ont quelque peu de vitalité, elles se chargent de substances calcaires. Autour d'elles, les cellules moins atteintes se contentent d'élaborer du tissu fibreux ; les plus centrales restant cependant toujours vouées plus ou moins à la dégénérescence calcaire. Ainsi se constitue la plaque fibro-calcaire athéromateuse.

Du côté de la lumière vasculaire, il se peut que la mince couche de cellules endartérielles, qui la séparent du courant sanguin, finissent par subir elles-mêmes la dégénérescence calcaire. L'endothélium disparaissant alors par nécrose, la plaque se trouve en contact direct avec le sang.

Du côté des autres tuniques, l'infiltration scléreuse peut se propager à travers la tunique musculeuse et dessiner dans son épaisseur des travées caractéristiques. Peu à peu l'élément musculaire dégénère et la tunique ayant perdu son élasticité et sa contractilité, ne peut s'opposer à la formation d'un anévrysme.

Enfin, l'inflammation gagnant la tunique externe, on voit celle-ci présenter les réactions caractéristiques de la sclérose (péri-artérite). C'est alors que les artérioles qui rampent dans l'adventice peuvent présenter des altérations d'endartérite ; mais, comme le fait remarquer M. Brault, leurs lésions n'ont pas de relation directe avec les lésions de la tunique interne de l'artère.

En somme, dans la formation du foyer athéromateux ni la tunique musculeuse, ni la tunique externe n'ont un rôle nécessaire et le processus peut rester localisé à l'endartère et ne pas dépasser les confins de la tunique moyenne.

CHAPITRE PREMIER

Étiologie générale

Lorsque chez un sujet atteint d'une maladie du système nerveux on trouve des lésions artérielles, on doit se demander quels sont les rapports qui unissent ces dernières à la maladie nerveuse à laquelle elles étaient associées.

Plusieurs cas peuvent se présenter :

1° Ou bien la lésion artérielle est simplement juxtaposée à la lésion nerveuse, et l'on a affaire à une simple coïncidence, comme par exemple dans les cas de lésions athéromatheuses rencontrées chez des épileptiques ;

2° Ou bien l'artérite est concomitante de la lésion nerveuse et peut dépendre d'une même série causale. La paralysie générale peut servir d'exemple de cette modalité ;

3° Ou bien l'artérite doit être considérée comme la véritable cause de la lésion nerveuse. Dans ces cas, on peut ranger les foyers de ramollissement consécutifs à des oblitérations artérielles ;

4° Enfin, et plus rarement, comme dans les troubles trophiques des artères, l'artérite est sous la dépendance de la lésion nerveuse.

La possibilité de rencontrer ces différents cas diversement réunis chez un même sujet rend facilement compte des difficultés qui peuvent surgir dans cette étude.

On comprend dès lors combien il est important d'avoir présentes à l'esprit ces différentes éventualités anatomopathologiques dans la recherche souvent si obscure de l'étiologie des affections du système nerveux au cours desquelles l'artérite peut se manifester.

Aussi, nous ne pouvons guère écarter, dans l'étude de l'étiologie générale, les notions anatomo-pathologiques qui en sont en quelque sorte la base, et nous avons jugé utile de les indiquer sommairement, au fur et à mesure de l'étude des causes étiologiques particulières.

Pour simplifier cette étude, nous étudierons successivement l'artérite : 1° dans les maladies générales qui s'accompagnent de lésions du système nerveux ; 2° dans les affections propres au système nerveux. Mais nous devons faire remarquer ici que ces divisions, commodes pour la description, n'ont rien d'absolu.

I. — Étude étiologique des Artérites dans les maladies générales qui n'ont pas de localisation spéciale sur les différentes parties du système nerveux.

1° INTOXICATIONS. — *Saturnisme*. — Le plomb avait été accusé par TANQUEREL DES PLANCHES de produire des lésions artérielles. Depuis, plusieurs auteurs, et M. LANCEREAUX en particulier, ont admis son influence. Les lésions observées en pareil cas sont celles de la dégénérescence athéromateuse vulgaire. Aussi, certains auteurs ont-ils avancé que le plomb n'a d'action sur les vaisseaux que par l'intermédiaire des lésions goutteuses qu'il détermine. Cette hypothèse est soutenable ; cependant, l'action incontestable du plomb sur les éléments nerveux (encéphalopathie saturnine — paralysies motrices — troubles sensitifs et sensoriels) permet d'admettre qu'il peut avoir également une action directe sur l'endothélium vasculaire et devenir la cause première de lésions artérielles ; la goutte saturnine, en effet, n'est pas l'intermédiaire obligé entre l'intoxication saturnine et les lésions vasculaires qui l'accompagnent. Mais rien ne permet d'affirmer que les troubles nerveux observés soient sous la dépendance des lésions artérielles.

Les artérites qui accompagnent le saturnisme peuvent donner lieu à des hémorrhagies cérébrales ou à des foyers de ramollissement.

Alcoolisme. — Le rôle de l'alcool dans la production de l'artérite mérite d'être discuté. GUÉNEAU DE MUSSY, PETER, LÉCORCHÉ l'admettent d'une façon certaine. DUCLOS a noté l'intégrité des artères dans 50 % des cas d'alcoolisme chronique. Dans l'autre moitié des cas, la tunique interne des artères était parsemée de plaques jaunâtres qui représentaient pour lui de la *dégénérescence graisseuse.* Cependant la grande fréquence des lésions athéromateuses rencontrées chez beaucoup d'alcooliques permet de se demander si ces lésions artérielles étaient bien différentes de l'athérome et si ce n'est pas à l'athérome seul qu'elles doivent être rapportées. Dans ce cas, l'alcool n'aurait par lui-même d'action sur les tuniques artérielles que par l'intermédiaire de l'athérome, qu'il serait capable de provoquer. M. LANCEREAUX va même plus loin et refuse à l'alcool toute influence dans l'étiologie des artérites. Cette opinion doit être prise en considération, eu égard à l'inconstance des lésions artérielles dans les cas d'alcoolisme chronique les moins contestables. Pour M. BRAULT, l'alcool pourrait bien n'avoir d'action que sur des lésions artérielles déjà constituées.

Les lésions rencontrées dans le système nerveux des alcooliques n'ayant rien de bien spécial, nous renverrons leur étude au chapitre des lésions athéromateuses.

Intoxications alimentaires : Chanvre, Maïs, Ergot de seigle, Tabac. — D'autres substances toxiques ont été signalées comme pouvant donner lieu à des lésions artérielles. Nous ne savons encore rien de bien précis sur les rapports qu'affectent ces lésions avec les lésions nerveuses qui les accompagnent dans certains cas.

2° MALADIES INFECTIEUSES. — *Paludisme.* — FÉRÉOL, HERVÉ ont décrit une artérite des gros vaisseaux pouvant être rapportée au paludisme. M. LANCEREAUX (1), donnant à cette artérite une plus grande importance, en fait une modalité distincte sous le nom d'artérite en plaques. Cette lésion reste localisée à l'aorte et aux gros troncs ; elle n'a guère été retrouvée dans les artères des centres nerveux. Mais il

(1) LANCEREAUX : *Cliniques médicales,* Paris, 1871.

est un fait important à noter, c'est l'accumulation de pigment mélanique dans les capillaires cérébraux, où il peut produire de véritables embolies amenant leur destruction (LAVERAN). Ces lésions se retrouvent dans les formes délirantes ou comateuses des accès pernicieux.

Rhumatisme articulaire aigu. — GRÉSEAU DE MUSSY (1) avait signalé des lésions artérielles au cours du rhumatisme articulaire aigu. Il avait même « recueilli plusieurs observations où des attaques répétées de rhumatisme articulaire aigu n'ayant laissé dans le cœur aucune trace de leur passage, en avaient laissé de très accentuées dans les artères, indurées au troisième degré. » Plus tard, LEGROUX, BUREAU, ont rapporté des cas analogues. HAYOR pense que l'artériosclérose peut être consécutive à une artérite aiguë rhumatismale. Ce serait donc à l'artério-sclérose elle-même que le rhumatisme serait capable de conduire, plutôt qu'à une lésion artérielle bien déterminée qui leur serait propre.

Les localisations du rhumatisme sur le système nerveux (rhumatisme cérébral, rhumatisme spinal, polynévrite rhumatismale? méningites rhumatismales?) s'accompagnent-elles d'artérites? la congestion cérébrale, l'œdème cérébral, l'anémie cérébrale que l'on peut observer au cours de ces différents états vont-ils de pair avec des lésions artérielles? Ce sont là des questions que des recherches ultérieures peuvent seules élucider.

Érysipèle, Fièvre puerpérale, Septicémie. — Des lésions artérielles ont été signalées dans l'érysipèle sur l'hexagone de WILLIS, dans la fièvre puerpérale, dans la septicémie, sur d'autres artères. Mais là encore les rapports de ces lésions avec les troubles nerveux qui accompagnent ces infections nous échappent. Il est très probable que, dans ce cas, les lésions artérielles et les lésions nerveuses sont concomitantes et relèvent de la même cause. Cependant il n'est pas impossible d'admettre que l'infection n'ait eu pour effet que d'accentuer par une détermination inflammatoire active des lésions athéromateuses qui sommeillaient depuis longtemps.

(1) GRÉSEAU DE MUSSY : De l'athérome artériel et des indurations des artères. *Arch. de méd.*, 1872, et *Clinique méd.*, 1874.

Grippe, Rougeole, Scarlatine. — Nous en dirons autant des lésions artérielles que l'on rencontre dans la grippe, la rougeole, la scarlatine. Leurs relations avec ces maladies infectieuses ne sont ni constantes, ni fréquentes. Il n'est pas prouvé qu'elles ne doivent être rapportées à de l'athérome ancien, et lorsque dans les formes nerveuses de ces maladies on rencontre des altérations dans les artères des centres nerveux, rien ne permet d'affirmer une relation de cause à effet entre ces deux ordres de lésions.

Variole. — Au cours de la variole, le système artériel est touché, et souvent assez gravement. Les plaques molles, gélatiniformes que l'on trouve sur l'aorte ne laissent point de doute à cet égard (BROUARDEL) (1). Malheureusement, en dehors des lésions cardiaques et aortiques, les lésions artérielles sont mal connues, et, dans les formes à localisation nerveuse intense (myélite diffuse aiguë, névrite périphérique, pseudo-tabès), on ne connaît rien de précis sur le rôle des lésions vasculaires. Peut-être ces lésions artérielles sont-elles susceptibles de devenir le point de départ de lésions d'artério-sclérose.

Pneumonie. — Le pneumocoque peut-il se localiser sur les artères comme il se localise sur l'endocarde? (endocardite ulcéreuse à pneumocoque primitive de JACCOUD). C'est une question encore obscure. Toujours est-il que l'on rencontre fréquemment le pneumocoque au niveau des méninges cérébro-spinales, soit primitivement (NETTER) (2), soit à la suite de la pneumonie. Ici encore, les rapports entre les lésions vasculaires et les lésions nerveuses sont mal connus.

Blennorrhagie. — Pour ce qui est du gonocoque, nous sommes encore moins bien renseignés. Peut-être est-ce à des agents infectieux secondaires que l'on doit rapporter les lésions cardio-vasculaires que l'on observe au cours de la blennorrhagie. Quoi qu'il en soit, le rôle de ces lésions dans les complications nerveuses de la blennorrhagie (né-

(1) BROUARDEL : *Arch. gén. de méd.*, 1874.
(2) NETTER : *Société anatomique,* mars 1886.

vrites, myélites blennorrhagiques) n'a pas encore été établi d'une façon certaine.

Diphtérie. — Dans la diphtérie, les lésions cardio-vasculaires que l'on rencontre ne sont pas dues au bacille diphtéritique lui-même, mais sont le résultat d'infections secondaires. L'endocardite, quoique rare, est incontestable. Quant aux véritables lésions artérielles, elles sont aussi peu prononcées que sont peu fréquentes les lésions nerveuses observées. Cependant les nerfs atteints de névrite diphtéritique présentent des hémorrhagies capillaires. Mais ces lésions paraissent bien dues à une même cause, agissant simultanément sur les cellules nerveuses et sur les capillaires.

Fièvre typhoïde. — L'artérite typhique existe, et la présence du bacille a pu être décélée dans les tuniques artérielles. L'aortite et surtout les lésions des artères des membres sont aujourd'hui bien connues. Le début semble se faire par l'endartère, et la terminaison a été dans bien des cas d'artérite des membres inférieurs, l'oblitération et la gangrène (1). Pour ce qui est des artères du système nerveux, leurs lésions sont encore très peu connues, même dans les cas où les troubles nerveux acquièrent une certaine importance (méningo-encéphalite avec délire généralisé ou partiel). Tout ce que l'on note c'est la congestion intense des capillaires avec infiltration très abondante de leucocytes dans les gaines péri-vasculaires, en un mot l'inflammation diffuse avec tous ses caractères, y compris la présence du bacille typhique. Il serait prématuré d'affirmer que les lésions des cellules nerveuses que l'on rencontre en pareil cas sont sous la dépendance des lésions vasculaires.

Typhus exanthématique. — Dans le typhus exanthématique des lésions artérielles ont été signalées, mais on ignore à peu près quel rapport elles affectent avec les localisations nerveuses.

Tuberculose. — L'artérite tuberculeuse présente des caractères particuliers ; elle se localise de préférence aux

(1) Patry de Sainte-Maure : *Archives gén. de méd.* 1863.

artères de moyen et de petit calibre. Dans la grande
majorité des cas, lorsque la lésion évolue lentement, c'est
à la tunique externe que s'attaque le tubercule. (BRAULT,
LANCEREAUX, etc.). Les cellules géantes se développent
dans cette tunique et dans l'adventice, et autour d'elles se
manifeste un travail inflammatoire de leucocytose avec
tendance à la transformation fibro-caséeuse. Mais la lésion
n'atteint que des segments ou même des portions limitées
de la paroi vasculaire, procédant par ilots qui laissent
entre eux des intervalles plus ou moins normaux. Dans le
tissu inflammatoire, peuvent apparaître des vaisseaux
neo-formés dont le développement est éphémère et qui
s'oblitèrent rapidement. Bientôt toutes les tuniques artérielles sont envahies, les fibres musculaires de la tunique
moyenne détruits, et l'aboutissant naturel de la lésion est
soit la dilatation anévrysmale qui peut céder et se rompre,
soit l'oblitération vasculaire lorsque le processus de l'endartérite oblitérante a pu se manifester.

Dans certaines formes aiguës et sub-aiguës, et en particulier dans les méningo-encéphalites, la lésion des petites
artères paraît débuter par la tunique interne, l'endothélium
prolifère ainsi que les cellules de la membrane interne,
mais « l'édification d'un vrai tubercule au niveau de l'endartère est exceptionnelle, car les lésions évoluent trop
rapidement. On voit bientôt apparaître au niveau de tous
les vaisseaux infiltrés par le tubercule, des thrombus fibrineux qui oblitèrent complètement la lumière du conduit ;
les cellules endothéliales perdent de leur netteté, deviennent homogènes et plus tard le contenu des artérioles,
ainsi que leur paroi, sont confondus dans une atmosphère
caséeuse. » (BRAULT) (1).

Enfin, il est possible que dans d'autres cas, la toxine
tuberculeuse soit capable de produire, en dehors de
toute localisation bacillaire, au niveau des artérioles
et surtout des capillaires, des lésions inflammatoires
simples avec tendance plus ou moins marquée vers la sclérose.

(1) BRAULT : *Loc. cit.*, p. 52

Ces diverses lésions artérielles peuvent se rencontrer dans les artères des centres nerveux.

Dans les méningites, les artérioles de la pie-mère présentent le long de leurs gaines lymphatiques, un nombre plus ou moins considérable de granulations miliaires tuberculeuses aux différents stades de leur évolution. A mesure que la granulation grandit, les tuniques artérielles participent à l'inflammation et répondent par le processus de l'endartérite oblitérante.

Ces thromboses artérielles se rencontrent surtout dans les petites artères ; mais les branches d'un plus gros calibre telles que les cérébelleuses (TROISIER, HAYEM) peuvent aussi les présenter.

En dehors des complications qui relèvent soit de la transformation anévrysmale soit de la thrombose artérielle, qui sont sous la dépendance directe de l'artérite, et que nous étudierons plus loin, les lésions nerveuses qui accompagnent ces lésions artérielles (encéphalite interstitielle hyperplasique de HAYEM), doivent-elles être mises sur le compte de l'artérite ? Doit-on rapporter à la lésion vasculaire les lésions des cellules nerveuses du cerveau ou de la moelle qui forment le cortège obligé des méningites soit cérébrales soit spinales ? Il semble plutôt qu'ici encore, on puisse invoquer l'action simultanée de l'agent pathogène ou de la toxine sur l'artère et sur l'élément nerveux comme cause unique de ces deux ordres de lésions. La localisation primitive de la granulation miliaire dans la gaine adventice, c'est-à-dire en plein mésenchyme, en un point aussi éloigné de l'endartère que de l'élément nerveux, pourrait venir à l'appui de cette opinion.

Syphilis. — Les artérites syphilitiques ont fait l'objet de nombreux travaux. Nous citerons ceux de : DITTRICH, GROS(1), LANCEREAUX (2), WILKS, DICKINSON, STEENBERG (3), VIRCHOW, RINDFLEISCH, HEUBNER, FOURNIER (4), BAUMGARTEN,

---

(1) LÉON GROS : Des affections nerveuses syphilitiques, Paris, 1861.
(2) LANCEREAUX : De la thrombose et de l'embolie cérébrales, Paris, 1862.
(3) STEENBERG : Mém. sur la syphilis cérébrale, Copenhague, 1862.
(4) FOURNIER : Syphilis cérébrale.

CORNIL (1), BRISTOWE, RUMPF, WELCH, RAYMOND (2), CHARRIER
et KLIPPEL (3), BRAULT, etc.

La syphilis affecte une certaine prédilection pour les
artères cérébrales. Ce fait serait dû, d'après M. LANCE-
REAUX (4), à l'affinité particulière qu'a la syphilis pour les
gaines lymphatiques. Elle peut atteindre toutes les artères
cérébrales : les carotides, les vertébrales, les artérioles
terminales de la substance cérébrale. Mais le plus souvent
elle se localise sur le tronc basilaire et sur les artères sylviennes.

D'après MM. CHARRIER et KLIPPEL (5) on peut décrire
anatomiquement trois formes de lésions, auxquelles les
auteurs ajoutent une quatrième, l'artério-sclérose, d'origine syphilitique. Ces variétés sont les suivantes :

1° *Les artérites de voisinage*, au niveau des nodules
gommeux qui se développent sur le trajet des artères, et
particulièrement des sylviennes, les parois de ces artères
qui sont en contact avec les syphilomes peuvent être envahies secondairement ;

2° *Les syphilomes artériels gommeux* (artérite gommeuse)
qui constituent le type le plus net et le plus indiscutable des lésions syphilitiques pariétales. Ils consistent
en dépôts gommeux siégeant dans l'épaisseur des tuniques
qui se montrent sous forme de grains durs et petits de
forme arrondie, ou d'infiltrats plus diffus. Le syphilome
formé d'abord de cellules embryonnaires, subit plus tard
la dégénérescence caséeuse.

Nous devons ajouter que dans certaines de ces productions gommeuses, on retrouve dans les parois, la présence de cellules géantes spécifiques signalées par HEUBNER,
M. le professeur JOFFROY. Toutes les tuniques peuvent être
atteintes par le processus embryonnaire, et les parois pri-

(1) CORNIL : Leçons sur la syphilis, Paris, 1879.
(2) RAYMOND : Contrib. à la syphilis du système nerveux. *Arch. de
neurol.*, 1874.
(3) CHARRIER et KLIPPEL : Artériopathies cérébrales syphilitiques,
Rev. de méd., 1894.
(4) LANCEREAUX : Traité d'anatomie pathol., II, p. 852.
(5) CHARRIER et KLIPPEL : *Loc. cit.*, p. 775.

vées de leur soutien élastique et musculaire peuvent céder
en un point, incapables de s'opposer à la pression sanguine. L'hémorrhagie peut être subite. Cette forme téré-
brante de l'artérite syphilitique a été étudiée par M. BRAULT.
On l'a retrouvée sur des artères importantes, telles que
la sylvienne, la cérébrale antérieure;

3° *Le syphilome artériel sclérosé, scléro-gommeux* (artérite scléreuse) qui reste, dans la majorité des cas, cir-
conscrit à un segment artériel (tronc basilaire, système
carotidien). « Cette forme se montre sous forme de taches
peu saillantes semées le long des vaisseaux ou des plaques
plus épaisses, ou de grains ronds et durs faisant saillie à
la fois sur la surface interne et externe du vaisseau. Dans
quelques cas rares on la voit sous forme de nodosités
volumineuses ». L'aboutissant de la sclérogomme n'est
pas la dégénérescence calcaire, mais la dégénérescence
fibreuse;

4° *L'artério-sclérose d'origine syphilitique.* « A côté,
disent CHARRIER et KLIPPEL, des artérites se révélant anatomiquement comme spécifiques, on peut créer un groupe
dans lequel viennent se ranger les lésions banales d'artério-
sclérose et dans lequel le critérium anatomique fait défaut.
Cependant l'origine syphilitique de ces lésions laisse peu
de place au doute en raison d'un ensemble de conditions
qui peuvent se trouver réunies chez un même sujet ».

Comment évoluent les lésions dans les artériopathies
syphilitiques? HEUBNER avait cru pouvoir localiser le début
du processus à l'endartère. Il avait remarqué, en effet, à
la surface interne de l'artère, la prolifération des cellules
endothéliales qui se superposaient en couches aplaties et
finissaient par rétrécir le calibre du vaisseau; ce ne serait
que plus tard que l'inflammation se communiquerait aux
autres tuniques. Certains auteurs ont admis cette opinion.
MM. JOFFROY et LÉTIENNE (1) ont rapporté un cas d'artérite
gommeuse du tronc basilaire, terminée par un thrombose
dans lequel de petites gommes s'étaient développées au

____

(1) JOFFROY et LÉTIENNE : *Arch. de méd. exp. et d'anat. path.*,
1891.

niveau de l'endartère où se trouvaient les lésions les plus accentuées.

Cependant, tous les auteurs ne sont pas d'accord sur ce point. D'après M. LANCEREAUX, c'est par la gaîne endothéliale ou par la tunique externe que débutent les lésions ; cette dernière s'épaissit et présente de petites nodosités jaunâtres qui se propagent plus tard à la tunique interne. BAUMGARTEN émet une opinion analogue.

La question ne peut être tranchée d'une façon absolue, et M. LANCEREAUX (1) lui-même ajoute qu' « il est difficile de dire exactement dans quelle tunique commence l'artérite syphilitique, car le plus souvent les tuniques interne et externe sont simultanément altérées ».

Nous devons maintenant nous demander si toutes les lésions attribuées à l'artérite syphilitique doivent bien être mises sur le compte de la syphilis. M. le professeur CORNIL (2) faisait remarquer que les lésions décrites par HEUBNER pouvaient se rencontrer « dans toute inflammation chronique scléreuse du tissu conjonctif », et il ajoutait que les caractères que l'on croyait propres à l'artérite syphilitique se retrouvaient dans d'autres artérites, certaines de ces dernières n'ayant pas plus que les artérites syphilitiques de tendance à la dégénérescence graisseuse et certaines artérites syphilitiques anciennes pouvant présenter des parties en voie de dégénérescence calcaire.

D'après M le professeur RAYMOND (3), « la lésion gommeuse décrite par BAUMGARTEN est la seule caractéristique de l'artérite syphilitique. Quant à l'endartérite oblitérante de HEUBNER, elle n'a aucun caractère spécifique. Dans la syphilis, elle n'a pas un aspect différent de l'endartérite consécutive à une périartérite quelconque. Cependant, lorsqu'elle se vascularise, elle peut à son tour être envahie par des formations gommeuses. »

Si l'on ne peut nier aux nodules gommeux siégeant sur les parois artérielles une origine spécifique, il est tout au

(1) LANCEREAUX : *Gazette hebd.*, 1882, v° 39, p. 641.
(2) CORNIL : Leçons sur la syphilis, Paris, 1879.
(3) RAYMOND : Contrib. à la syphilis du syst. nerv. *Archives de Neurol.*, 1891, n°° 83 et 84.

moins permis de supposer, qu'en l'absence de ces lésions
la syphilis, probablement agissant alors par sa toxine, est
capable de produire les lésions de l'artério-sclérose (CHAR-
MIER et KLIPPEL). La syphilis, dit M. BRAULT (1), peut, à elle
seule, provoquer des artérites de toutes les variétés pour
ainsi dire, depuis la plaque isolée, jusqu'à l'anévrysme,
en passant par des formes beaucoup plus rapides et plus
envahissantes. Cependant il faut se garder de mettre sur
son compte des lésions banales de sclérose artérielle qui,
même chez des syphilitiques, peuvent relever d'une autre
cause.

En dehors de la dilatation anévrysmale et de l'oblitération par thrombose qui sont l'aboutissant des altérations
ultimes de l'artérite syphilitique, nous devrons nous demander quel est le rôle de l'artérite syphilitique sur les
lésions nerveuses qui l'accompagnent. Cette étude touche
aux grands problèmes de la nature des affections dites
para-syphilitiques.

Lèpre. — Quoique les lésions vasculaires et nerveuses
de la lèpre soient très accentuées, nous ne savons rien de
bien précis sur les rapports qu'elles affectent entre elles.
Peut-être, dans la névrite lépreuse, où le bacille de HENSEN
a été retrouvé, ces lésions relèvent-elles d'une même cause;
la névrite parait, en effet, avoir pour cause l'action directe
du bacille sur les éléments nerveux.

Syringomyélie. — Nous devons placer ici la syringomyélie
qui sera peut-être un jour rangée parmi les maladies infectieuses. (ZAMBACO, BABINSKI) (2).

Qu'elle revête la forme gliomateuse ou la forme de
myélite péri-épendymaire (JOFFROY et ACHARD), on trouve
à la périphérie du tissu morbide des artérioles qui présentent tous les phénomènes de l'artérite. Faut-il attribuer
à l'épaississement de leurs parois et à l'ischémie qui en
résulte la nécrobiose des points mal irrigués et les formations cavitaires ? Cette théorie, qui mettrait la lésion ner-

(1) BRAULT : *Loc. cit.*, p. 119.
(2) In *Traité de médecine*, VI, p. 777.

veuse sous la dépendance de la lésion vasculaire, n'a pas
reçu confirmation.

Morve. — Dans les nodules morveux on peut rencontrer
des altérations vasculaires. Nous ne pensons pas qu'on
puisse leur attribuer les lésions nerveuses (pachyménin-
gites, etc.) qu'on peut rencontrer en pareil cas.

Infections expérimentales. — L'inoculation de certaines
cultures dans le sang peut, même sans lésion préalable
des vaisseaux, produire des localisations primitives sur
l'endartère.

MM. GILBERT et LION ont ainsi pu déterminer des lésions
d'artérite sur l'aorte de lapins inoculés avec un bacille
recueilli sur des valvules atteintes d'endocardite infectieuse. MM. CHARRIN et LABORDE (1) ont montré que l'infection pyocyanique expérimentale chronique du lapin
peut produire au niveau de l'encéphale des raptus hémorrhagiques disséminés. Au niveau des foyers de congestion
on rencontrait des pinceaux vasculaires très prononcés,
localisés en divers points.

3° AUTO-INTOXICATIONS. — *Arthritisme.* — Pour nous
conformer à l'usage, nous rangerons au nombre des auto-
intoxications la diathèse arthritique et les affections
diverses qu'elle commande : diabète, goutte, gravelle,
obésité, etc., en un mot toutes celles qui ont été groupées
par M. LANCEREAUX sous le terme générique d'herpétisme.

Sans discuter la nature de ces affections, nous remar-
querons que dans toutes il est une lésion des artères qui
se retrouve avec une telle fréquence, qu'elle a pu être
considérée comme faisant partie du cortège pathologique
de l'arthritisme ; c'est l'artério-sclérose dont une des mo-
dalités principales est l'athérome. Cette influence de l'arthritisme sur les maladies du système vasculaire, admise
par de nombreux auteurs, ne nous paraît pas reposer sur
des preuves indiscutables. Comment pourrait-on com-
prendre, en effet, qu'une dyscrasie puisse dans une artère,
donner lieu à des lésions qui sont souvent, au début, tout

____

(1) CHARRIN et LABORDE : *Soc. de biologie*, 1890.

à fait circonscrites en certains points de l'endartère et qui,
dans les formes les plus graves, laissent toujours en
quelques points du système vasculaire des parties absolument normales? Comment expliquer que ces lésions pro-
cèdent par zones? (Lécorché (1), Charcot, Brault.)

Il n'est pas impossible que sur un terrain prédisposé, le
système vasculaire, très sensible aux toxiques, peut-être
même aux leucomaïnes, ne soit facilement lésé par eux ;
mais comment admettre alors que, dans une même artère,
il y ait des parties absolument respectées à côté des lésions
athéromateuses les plus graves? N'est-on pas autorisé, vu les
grandes analogies des lésions athéromateuses avec celles
que produisent les maladies infectieuses, à émettre l'hypothèse que ces lésions localisées peuvent relever d'un processus infectieux? Leur fréquence chez les arthritiques
pourrait être facilement expliquée par une prédisposition
particulière commandée par la diathèse.

Cette hypothèse pourrait s'accorder avec une théorie
récemment soutenue par M. Brault, d'après laquelle l'artério-sclérose généralisée ne serait pas, comme l'admettent
beaucoup d'auteurs, une affection autonome, envahissant
successivement tout l'arbre artériel et tenant sous sa
dépendance des lésions plus ou moins chroniques de divers
organes (cœur, rein, cerveau). Elle rendrait compte également de ce fait que, dans ces affections organiques, les
lésions vasculaires et les lésions parenchymateuses peuvent coïncider dans divers territoires, alors que dans des
territoires voisins on retrouve des artères normales et des
cellules nobles normales. « En portant l'attention, dit
M. Brault (2), sur la longue série des réactions inflammatoires chroniques que présente un organe, on relève de
nombreuses preuves qu'il y a souffrance et lésions simul-
tanées des principaux éléments qui entrent dans sa composition. — Ces lésions conjonctives et glandulaires sont
toutes deux subordonnées à l'irritation *localisée au point
précis* où ces lésions s'observent. » Le fait de retrouver *la*

(1) Lécorché : Thèse agrég., Paris, 1869.
(2) Brault : Artérites et Scléroses, p. 160.

sclérose artérielle chez les arthritiques n'implique pas que cette sclérose, de même que la sclérose des divers organes qui peut accompagner celle des artères, doive être mise sur le compte de la diathèse. Un processus local permet de rendre compte de ces deux ordres de lésions.

A ce point de vue nous pouvons faire une remarque au sujet de la pseudo-paralysie générale arthritique décrite par M. KLIPPEL, c'est que dans ces cas d'athérome cérébral, les lésions des cellules nerveuses paraissent évoluer de pair avec les lésions artérielles : « dégénérescence graisseuse intense des parois des capillaires et des artérioles d'une part, et d'autre part processus atrophique intense des cellules cérébrales, celles-ci étant transformées en corps granuleux à granulations très grosses (1). » Nous pouvons ajouter que ces lésions ne sont pas généralisées, qu'à côté de territoires lésés il y a des territoires normaux, et que cette localisation du processus morbide ne semble pas pouvoir s'accorder avec la nature purement diathésique de la maladie.

Nous venons d'étudier le rôle des diverses maladies infectieuses, des intoxications, des auto-intoxications. Les conclusions que nous pouvons dégager de cette étude sont les suivantes :

La plupart des maladies infectieuses peuvent se localiser primitivement sur les artères. Pour les substances toxiques, l'action directe paraît moins bien établie, quoique probable. « Cependant, l'artérite établie, il semble difficile de leur refuser une influence manifeste, alors même qu'elles n'auraient qu'une action très affaiblie sur des vaisseaux non altérés (BRAULT) (2). » Pour les auto-intoxications, l'action est douteuse ; il est toujours permis, en effet, de se demander si dans ces affections arthritiques l'artérite ne doit pas être mise bien plutôt sur le compte d'une infection secondaire ou associée que sur le compte de la diathèse.

(1) KLIPPEL : *Rev. de méd.*, 1892, p. 282.
(2) BRAULT : *Loc. cit.*, p. 128.

II. — Étude étiologique des Artérites dans les affections propres au système nerveux

Pour la commodité de la description, nous étudierons les artérites dans les affections organiques du système nerveux et dans les affections de nature indéterminée dont, pour la plupart, on ignore les lésions, et qui sont encore désignées sous le terme vague de névroses.

1° AFFECTIONS INFLAMMATOIRES DIFFUSES DE L'AXE CÉRÉBRO-SPINAL. — *Encéphalo-myélites.* — La nosologie de ces affections est tout entière à créer. Les nombreuses divergences qui existent entre les auteurs au sujet des formes plus ou moins mal délimitées de ces affections, d'autre part la continuité anatomique de tout le système cérébro-spinal ne permettent guère d'isoler d'une façon précise des formes encéphaliques, bulbaires, médullaires. De plus, aucune de ces lésions n'est plus particulière à l'enfant ou à l'adulte, et les caractères d'acuité ou de chronicité sont trop relatifs pour permettre d'établir des divisions. Tout au plus, pour la commodité de la description, pouvons-nous réunir ces affections en invoquant deux caractères constants : le défaut de systématisation et le caractère franchement inflammatoire des lésions. Aussi ce n'est que provisoirement que nous grouperons toutes ces formes sous le nom d'encéphalo-myélites inflammatoires diffuses, en attendant que la bactériologie et les recherches histologiques aient déterminé leur véritable nature.

Les inflammations aiguës de l'encéphale (encéphalites aiguës) s'observent, en effet, dans les maladies les plus diverses : rhumatisme, variole, fièvre typhoïde, pneumonie, phtisie aiguë, etc. Peut-être le délire aigu doit-il être considéré comme une encéphalite infectieuse aiguë de nature indéterminée. — *L'encéphalite congénitale* de VIRCHOW n'est pas une affection nettement déterminée et rien ne prouve d'ailleurs qu'elle ne puisse dériver d'une infection plus ou moins cachée. — *L'encéphalite aiguë des enfants,* de STRÜMPELL, et *l'encéphalite aiguë hémorrhagique* du même auteur, la *polioencéphalite aiguë hémorrhagique* de WERNICKE ne sont peut-être que des manifestations encore peu connues d'une localisation encéphalique d'un élément ou de différents éléments pathogènes encore indéterminés.

Les *abcès du cerveau* de leur côté reconnaissent certainement une cause infectieuse, avec cette différence que là l'inflammation aboutit à la formation d'une collection purulente.

Ce que nous venons de dire pour les encéphalites aiguës, nous pourrions le répéter pour les encéphalites chroniques, *scléroses encéphaliques primitives de l'enfance*, certaines formes de *porencéphalie*, qui reconnaissent peut-être aussi comme cause un agent pathogène agissant avec moins d'intensité.

On comprend dès lors quelles sont les difficultés lorsqu'il faut tracer le rôle des lésions vasculaires et particulièrement artérielles qui accompagnent toutes ces formes. Et cependant, la présence du processus hémorrhagique atteste la participation de l'élément vasculaire à l'inflammation.

Il en est de même pour les lésions du bulbe et de la moelle. Quantité de myélites aiguës reconnaissent pour cause des maladies infectieuses : tuberculose, syphilis, blennorragie, variole, rougeole, scarlatine, fièvre typhoïde, érysipèle, infections micrococciques secondaires diverses, etc., et les divisions que l'on a établies parmi ces affections si disparates, ne reposent pas encore sur des bases solides. Les *polioencéphalites aiguës et subaiguës*, les *myélites bulbaires aiguës*, la *polioencéphalite supérieure hémorrhagique* de WERNICKE, les *myélites aiguës*, les *myélites chroniques* et peut-être la *syringomyélie* n'ont point de pathogénie indiscutable.

Si nous faisons remarquer que les mêmes causes peuvent retentir à la fois sur le cerveau, sur le cervelet, sur le bulbe et sur la moelle et engendrer dans tout le névraxe des manifestations de même nature ; nous serons sans doute autorisés à réunir toutes ces formes dans l'étude générale des altérations artérielles que l'on peut y rencontrer.

D'une façon générale, l'on peut dire que dans les inflammations diffuses de l'encéphale et de la moelle, les phénomènes qui prédominent du côté des vaisseaux sont des phénomènes congestifs communs à toute inflammation. On a constaté, en effet, l'épaississement des parois des petits vaisseaux, l'accumulation abondante de leucocytes dans leurs gaines périvasculaires. Il résulte de ces lésions de fréquentes hémorrhagies capillaires et des foyers de ramollissement ; mais en dehors des lésions des petits vaisseaux, il n'existe pour ainsi dire pas d'artérite au niveau des artères d'un certain volume. Ce fait plaide en faveur de l'action d'une même cause, probablement un agent infectieux agissant à la fois sur l'élément noble et sur l'élément vasculaire et aboutissant finalement à la sclérose de l'organe. Nous ne croyons pas qu'il soit actuellement possible d'affirmer que c'est plutôt par les vaisseaux que débute le processus.

Dans les cas où l'on trouve des lésions athéromateuses des artères, il faut se garder de faire trop vite intervenir une relation de cause à effet, car ces lésions ne sont pas constantes. Cependant on ne peut nier que la *sclérose artérielle* ne soit dans beaucoup de ces cas l'aboutissant naturel d'une infection qui n'est pas nécessairement limitée *primitivement* aux parois des artères.

Comme intermédiaires aux lésions précédemment décrites et aux maladies nettement systématisées, nous devons placer ici la *paralysie spinale infantile*, la *paralysie spinale aiguë de l'adulte*, les *polioencéphalites inférieure (paralysie bulbaire progressive)* et *supérieure (ophtalmoplégie nucléaire progressive)*, peut-être les *polioencéphalites hémorrhagiques* de Warnicke et de Strumpell. Toutes ces affections, probablement de nature infectieuse, quoique différant des affections dégénératives qui vont suivre, sont caractérisées par un caractère commun ; c'est la prédominance très marquée des lésions sur la substance grise motrice du névraxe (neurones moteurs).

Cette localisation du processus inflammatoire aux cornes antérieures de la moelle et aux noyaux moteurs du bulbe

et de la protubérance (CHARCOT) a été diversement inter-
prétée. Pour CHARCOT (1), les lésions conjoncto-vasculaires
sont secondaires. Pour d'autres auteurs, ce serait la distribution des lésions artérielles qui règlerait la topographie
des lésions. Cette opinion, soutenue en France surtout par
M. PIERRE MARIE (2), mérite d'être prise en considération.
M. MARIE a en effet montré que dans la paralysie infantile
ce sont surtout les artères radiculaires antérieures qui présentent les lésions les plus accentuées. Ce fait, qui semble
mettre la lésion nerveuse sous la dépendance de la lésion
vasculaire au point de vue topographique, n'implique pas
nécessairement que la maladie ait débuté par une lésion de
l'artère nourricière. Nous verrons plus loin que l'on peut,
au contraire, considérer cette dernière lésion comme une
conséquence du processus morbide et admettre que c'est
seulement par propagation ultérieure de l'inflammation
aux tuniques artérielles qu'un thrombus fibrineux peut
parfois déterminer dans le territoire irrigué par le vaisseau
des lésions de ramollissement inflammatoire beaucoup plus
manifestes.

D'ailleurs, ce ne sont pas à proprement parler de véritables artérites que l'on rencontre dans ces affections. Les
plus petits vaisseaux sont souvent seuls lésés et ne semblent
pas présenter des altérations différentes de celles qu'ils
présentent d'habitude au voisinage des foyers d'inflammation vulgaire.

2° AFFECTIONS INFLAMMATOIRES DÉGÉNÉRATIVES SYSTÉMATISÉES.
— Dans l'étude des affections dégénératives systématisées,
nous admettons les divisions établies par KLIPPEL (3) d'après
les localisations primordiales des lésions sur les divers
systèmes de neurones.

A. *Dégénérescence primitive des neurones moteurs.* — Si
nous devons considérer la *myopathie primitive progressive*
comme une affection de la fibre musculaire, elle ne doit

(1) CHARCOT : Maladies du syst. nerv., 1877, p. 186.
(2) MARIE : Leçons sur les maladies de la moelle. 1892.
(3) KLIPPEL : Les Neurones. *Arch. de Neurologie*, 1896, p. 428.

pas rentrer dans notre étude. Nous en rapportant cependant à certaines formes de la maladie de Duchenne, l'*atrophie musculaire progressive*, qui peuvent être considérées comme des dégénérescences primitives du téléneurone moteur, nous avons à étudier le rôle des altérations vasculaires qui les accompagnent. Là encore ce sont des lésions banales de l'artérite qui ne diffèrent en rien des lésions inflammatoires vulgaires : épaississement des parois des artérioles, accumulation des leucocytes dans les gaines péri-vasculaires. Il est encore probable que dans ces formes de poliomyélites chroniques, un même processus doit être invoqué comme produisant simultanément les deux ordres de lésions.

Nous pouvons en dire autant des affections qui ont pour cause la dégénérescence primitive de l'archineurone moteur, des *tabes dorsaux spasmodiques* (Erb, Charcot, Little) et de celles qui résultent de la dégénérescence simultanée de l'archineurone moteur (faisceau pyramidal) et du téléneurone moteur : *sclérose latérale amyotrophique*. Pour cette dernière, « on pourrait supposer, dit M. Pierre Marie (1), que ce sont là des lésions primitivement vasculaires qui, portant leur action sur la substance grise de la moelle et des circonvolutions, amènent la dégénération des éléments nerveux. »

M. Brissaud (2) croit, au contraire, que « les lésions artérielles de la substance grise sont postérieures en date à l'atrophie cellulaire. » Il fait en outre remarquer qu'il est d'ailleurs impossible que ces lésions vasculaires n'existent pas.

B. *Dégénérescence primitive des neurones sensibles.* — L'origine du *tabes vulgaire*, tabes exogène, dégénérescence primitive du téléneurone sensible, situé dans le ganglion rachidien, a donné lieu à de très nombreuses interprétations.

Bien que les vaisseaux n'offrent pas d'altérations différentes de celles qu'ils présentent dans les formes précé-

(1) Marie : in *Traité de médecine*, t. VI, p. 351.
(2) Brissaud, Leçons sur les maladies nerveuses, 1893-94, p. 36.

dentes, certains auteurs (ORDONEZ, ADAMKIEWICZ, BEZARD, DÉJERINE)) ont voulu en faire une sclérose vasculaire systématisée sous la dépendance des lésions des artères nourricières. On tend le plus en plus aujourd'hui à considérer le tabes comme une affection parenchymateuse (STRÜMPELL, PIERRET, JOFFROY, KLIPPEL, MARIE). La participation plus ou moins complète du téléneurone sensible et des archineurones sensibles, *maladie de* FRIEDREICH, *tabes endogènes* (JENDRASSIK), rendrait bien compte des formes différentes de la maladie (KLIPPEL). Dans tous les cas, ces altérations artérielles paraissent de plus en plus devoir être rejetées au second plan et n'être que concomitantes de la lésion nerveuse. D'ailleurs, ces altérations artérielles sont banales : elles consistent en épaississements des parois des vaisseaux, accumulation de leucocytes dans les gaines peuvasculaires, comme dans toutes les inflammations vulgaires. Il semble que l'on puisse soutenir que la lésion nerveuse et la lésion vasculaire soient sous la dépendance simultanée d'une même cause, infectieuse peut-être.

C. *Dégénérescence des neurones psychiques.* — Les dégénérescences primitives des neurones psychiques qui donnent lieu au tableau symptomatique de la démence sont encore très peu connues, ainsi que les altérations artérielles qui les accompagnent. Elles ne peuvent encore être l'objet d'une étude spéciale. Il semble cependant que, notamment pour les psychoses séniles, on doive se garder d'attribuer à l'athérome les lésions nerveuses que l'on constate. La régression sénile des circonvolutions fait bien plutôt partie du cortège de la vieillesse que les lésions athéromateuses des artères cérébrales, qui peuvent faire absolument défaut dans des cerveaux de sujets très âgés.

Nombre de psychoses aiguës, dans lesquelles on doit faire rentrer une bonne partie des cas de délire aigu, nous paraissent devoir entrer dans cette catégorie d'encéphalites primitives. Dans ces cas, on peut trouver non seulement des lésions congestives de l'écorce, mais de véritables lésions inflammatoires. CALMEIL, qui avait déjà étudié ces lésions, avait constaté soit dans les parois vasculaires tuméfiées, soit dans la substance cérébrale, l'accumulation

en grande quantité d'éléments granuleux. GOTTFRIED
JEHN (1) a trouvé en même temps, du côté du cerveau et
de la moelle, des lésions dégénératives très accusées des
cellules nerveuses.

Il semble bien que l'on soit ici en présence de lésions
inflammatoires véritablement infectieuses, d'autant plus que
dans certains cas les lésions ne restent pas cantonnées au
système nerveux.

« Lorsqu'on relève de vraies lésions inflammatoires, dit
M. GILBERT BALLET, il est bien possible qu'on se trouve en
face de formes aiguës de la paralysie générale (2). »

Si l'on rapproche ces faits des cas de paralysies générales
aiguës, étudiées par BEAU (3) et ZACHER (4), on peut les
considérer comme des intermédiaires établissant une tran-
sition toute naturelle entre ces formes et la paralysie générale que nous allons maintenant aborder.

3° AFFECTIONS INFLAMMATOIRES DÉGÉNÉRATIVES COMPLEXES. —
Paralysie générale. — Nous avons ailleurs (5) désigné la
paralysie générale sous la dénomination de *neuronite primitive diffuse*. Nous aurions pu dire, pour plus de précision, polyneuronite; en effet, tous les systèmes de neurones, non seulement cérébraux, mais bulbaires et médullaires, peuvent être simultanément ou successivement
atteints. Ces lésions cellulaires ont-elles quelque rapport
avec les altérations vasculaires que l'on observe au cours
de la maladie?

CALMEIL, WELD, ROKITANSKI, SALOMON, WESTPHAL, MA-
GNAN, MIERJEWSKI, MENDEL, etc., ont étudié les altérations
vasculaires au cours de la paralysie générale. En dehors
des cas de paralysie générale survenus chez des sujets
déjà porteurs de lésions vasculaires (artérites gommeuses
ou athéromateuses), les lésions rencontrées dans les formes

(1) GOTTFRIED JEHN : *Arch. fur Psych.*, 1888, VIII, p. 591.
(2) COULON : Considérations sur la nature de la paralysie générale,
Thèse de Paris, 1896.
(3) GILBERT BALLET : in *Traité de Médecine*, p. 1121.
(4) BEAU : *Annales méd.-psych.*, 1852, IV, p 271.
(5) ZACHER : *Neurol. centralblatt*, 1891.

pures ne sont pas différentes des lésions inflammatoires vulgaires. Elles sont caractérisées au début par de l'ectasie de capillaires, une leucocytose active dans les gaines péri-vasculaires, plus tard, par l'épaississement sclérosique des parois des artérioles.

M. KLIPPEL (1) a étudié le rôle de l'artérite dans les érosions typiques de la paralysie générale. En dehors de toute trace d'athérome des artères de la base, les artérioles de la substance corticale présentent leurs altérations les plus marquées au niveau d'une zone qui correspond le plus souvent de la couche des petites cellules pyramidales et où est le siège du ramollissement qui cause l'érosion. Là les lésions des vaisseaux « se présentent avec l'aspect de ce qu'on voit dans les inflammations dégénératives et aussi avec celui qui caractérise les inflammations non suppurées, se rapprochant aussi davantage des lésions aseptiques expérimentales. » La gaine lymphatique est remplie de cellules rondes, les unes normales, d'autres remplies de granulations graisseuses, d'autres de granulations pigmentaires.

Sur la portion de substance corticale restant adhérente aux méninges, on trouve une inflammation plus ou moins intense, avec des capillaires altérés, infiltrés de cellules rondes et présentant des dilatations qui représentent des anévrysmes miliaires. On trouve aussi l'altération thrombosique de ces vaisseaux.

Dans les bords de l'érosion, les vaisseaux sont exsangues et nullement enflammés, du moins pour la plupart.

Ces lésions ont en somme les plus grands rapports avec des lésions inflammatoires vulgaires.

De nombreux auteurs, faisant jouer dans la paralysie générale le principal rôle aux lésions conjonctivo-vasculaires, leur ont subordonné les lésions nerveuses (SALOMON, MAGNAN, MENDEL, etc.). Nous appuyant sur des travaux de MESCHEDE, de MM. JOFFROY, KLIPPEL, PIERRET, ZACHER, nous avons donné les raisons qui nous faisaient nous rallier à une autre théorie, celle qui fait de la paralysie géné-

---

. (1) KLIPPEL : *Bull. de la Soc. anat.*, 1889, p. 635.

rale une affection primitivement parenchymateuse (1). Il n'est d'ailleurs pas impossible que, dans une maladie aussi diffuse, les parois des capillaires ou des espaces lymphatiques ne subissent dès l'origine l'action nocive de la cause pathogène toxique ou vraisemblablement infectieuse, dont la nature reste encore à déterminer. Cette hypothèse serait un trait d'union possible entre deux théories opposées; mais ce qu'il nous semble actuellement inadmissible, c'est que dans les formes pures de paralysie générale il puisse exister des lésions vasculaires, même peu avancées, sans altération des cellules nerveuses.

4° Scléroses combinées. — Devons-nous placer à côté de la paralysie générale les scléroses combinées de la moelle qui atteignent en même temps plusieurs systèmes de neurones? Il est probable que beaucoup de ces formes doivent rentrer dans les catégories déjà décrites, quelques-unes, par exemple, dans la paralysie générale. Au reste, pour ces scléroses dans lesquelles les lésions des faisceaux blancs sont bien plus connues que celles de leurs centres cellulaires, il semble que l'on ait affaire à des affections qui n'ont d'autre raison d'existence que la difficulté où l'on est de les faire rentrer dans des groupes pathologiques bien déterminés. Que dire alors, pour des affections qui n'ont ni anatomie pathologique, ni étiologie, ni symptomatologie bien distinctes, des théories qui ont été émises sur leur origine? Nous sommes ici sur un terrain mouvant. Est-ce aux lésions artérielles, comme le pense M. Marie (2), que l'on doit rapporter la topographie des lésions? On ne peut nier que les lésions ne se rencontrent de préférence au niveau de certains territoires vasculaires (cordons postérieurs et cordons latéraux), mais on est toujours en droit de se demander pourquoi, si la lésion vasculaire est primitive, c'est tout un groupe d'artérioles, une multitude d'artérioles qui se trouvent lésées sur une plus ou moins grande partie

(1) Coulon : *loc. cit.*, 1896.
(2) Marie : Maladies de la moelle et in *Traité de médecine*, t. VI, p. 375.

de la hauteur de la moelle; pourquoi ces artérioles qui ne présentent, en somme, aucune différence anatomique avec celles des territoires respectés, et qui s'anastomosent largement avec ces dernières à la périphérie de la moelle, peuvent déterminer dans l'intérieur de l'organe des lésions en apparence systématisées. On le voit, il n'est encore possible de faire à ce sujet que des hypothèses.

5° LÉSIONS DISSÉMINÉES. — *Sclérose en plaques.* — « La véritable cause de la sclérose en plaques et peut-être la seule, dit M. PIERRE MARIE, consiste dans l'infection ou mieux dans les infections. » Cette étiologie fait pressentir que nous retrouverons dans les plaques de sclérose des lésions du tissu conjonctif et des lésions vasculaires. En effet, les artères présentent un processus inflammatoire assez manifeste. Souvent même, le vaisseau sclérosé occupe le centre de la plaque. Ce fait suffit-il pour donner la preuve de l'origine vasculaire des lésions comme le pense M. PIERRE MARIE ? Peut-on, pour appuyer cette théorie de l'origine vasculaire, mettre en avant ce fait que les cylindraxes qui traversent la plaque sont respectés ? nous nous contenterons ici de poser la question.

Porencéphalie, syringomyélie. — Dans le chapitre des lésions disséminées, nous devons réunir la porencéphalie et la syringomyélie que l'on a généralement tendance à envisager, dans certaines de leurs formes du moins, comme d'origine gliomateuse. Autour du gliome se rencontrent des altérations, des artérioles qui consistent dans l'épaississement de leurs parois. Ce fait a permis d'émettre l'hypothèse de l'origine vasculaire des productions gliomateuses.

Il semble cependant que, pour que l'origine artérielle de la lésion fût prouvée, il faudrait qu'il soit établi que le tissu mortifié affecte, comme dans l'infarctus, la forme même du territoire irrigué par le vaisseau lésé. N'est-il pas plus probable, au contraire, que le processus de névrogliomatose qui constitue les lésions puisse dépendre d'une cause jusqu'ici inconnue, peut-être infectieuse, qui serait également capable de porter son action sur les vaisseaux ?

6° NÉVROSES. — *Épilepsie.* — Peut-être l'infection devra-t-elle encore rendre compte des lésions que présentent les centres nerveux des épileptiques (MARIE) ; on sait en effet que nombre de maladies infectieuses se retrouvent dans la genèse de cette maladie (scarlatine, variole, rougeole, fièvre typhoïde, paludisme, syphilis). Ces diverses infections peuvent laisser leur signature dans le système vasculaire, mais en dehors de ces lésions, les altérations artérielles que l'on retrouve sont en général banales.

Elles ont été étudiées par MM. BLOCQ et MARINESCO, pour l'écorce (1). MM. P. MARIE et RICHARDIÈRE leur font jouer un rôle dans l'origine des scléroses lobaires de l'enfance qui s'accompagnent d'accès d'épilepsie.

M. le professeur JACCOUD, SCHREDER VAN DER KOLK ont cru pouvoir attribuer certains cas d'épilepsie à des lésions vasculaires du bulbe consistant en dilatations et épaississements des vaisseaux profonds. M. CROCQ (2) a accusé l'endartérite de l'artère basilaire et de ses branches de produire l'épilepsie chez les vieillards. GREENLESS (3) a relevé l'épaississement des parois musculaires des vaisseaux et des dépôts pigmentaires à leur voisinage.

Nous sommes si peu fixés sur la nature de l'épilepsie qu'il est bien difficile de faire dans sa genèse la part qui revient à ces diverses altérations vasculaires. Si la théorie de M. CHASLIN doit être admise, et que la lésion primordiale soit une sclérose névroglique, l'épilepsie rentre dans le groupe des affections parenchymateuses, et le rôle des vaisseaux ne doit pas être invoqué, au moins dans la pathogénie de l'épilepsie dite essentielle qui serait considérée alors comme une névrogliose d'évolution.

Peut-être les cas où les lésions vasculaires ont pu être incriminées comme cause du syndrome épileptique doivent-ils être considérés comme des cas d'épilepsie symptomatique, et rentrer dans divers autres groupes morbides ? Beaucoup de ces cas sont certainement tributaires de l'in-

---

(1) Voir BALLET : in *Traité de Médecine*, p. 1318.
(2) Cité par FÉRÉ : Les Épilepsies et les Épileptiques, 1890.
(3) DUNCAN-GREENLESS : *Jour. of ment. sc.*, 1885, p. 353.

fection et c'est peut-être à cette dernière qu'il faudra bien souvent rapporter les lésions artérielles.

Hystérie. — Nous avons peu de chose à dire de l'hystérie au point de vue qui nous occupe. Si certaines maladies infectieuses se retrouvent au seuil de l'hystérie, peut-être faut-il simplement leur accorder un rôle de cause occasionnelle, et dans ce cas les lésions vasculaires signalées chez les hystériques seraient simplement associées à la névrose. Tant que la lésion primordiale de l'hystérie sera inconnue, nous ne pourrons faire que des hypothèses.

Neurasthénie. — Les lésions artérielles ont-elles un rôle dans la genèse de la neurasthénie? M. Régis (1) est tenté de le croire. « Si l'on suit longtemps les neurasthéniques, dit-il, on constate qu'ils finissent absolument comme les artério-scléreux, c'est-à-dire que la mort survient chez eux du fait de lésions viscérales organiques (néphrite, apoplexie, ramollissement). » Les lésions d'artério-sclérose très manifestes chez les sujets âgés, auraient besoin d'être recherchées chez les jeunes gens et même chez les adultes.

Une objection toute naturelle à cette théorie est qu'il peut s'agir là d'une simple coïncidence. D'ailleurs nous verrons, avec M. Brault, ce qu'il faut penser de la doctrine de l'artério-sclérose généralisée.

Bien qu'il soit téméraire de faire des hypothèses, nous ne pouvons nous dispenser de faire un rapprochement entre les symptômes généraux de la neurasthénie et ce que nous savons des fonctions du cervelet. Nous devons aussi faire cette remarque que pour les grandes cellules de l'écorce cérébelleuse, en dehors des lésions des cellules de Purkinge que l'on trouve dans la maladie de Friedreich et qui ne sont pas dégénératives, il n'a pas été décrit à notre connaissance de lésions dégénératives analogues à celles que nous avons rencontrées pour le cerveau, le bulbe et la moelle. Mais nous ne voulons pas nous engager plus loin sur ce terrain.

(1) Régis : Congrès de Bordeaux. V. *Tribune Méd.*, 1895 ; 33, p. 681.

Quoi qu'il en soit, pour la neurasthénie, comme sans doute pour l'hystérie, il semble rationnel de chercher plutôt du côté des cellules nerveuses que du côté des lésions vasculaires qui peuvent accompagner ces affections.

Chorées. — Névrose cérébro-spinale d'évolution, la chorée aurait pour M. le professeur Joffroy (1) sa cause dans un développement anormal des différents systèmes de l'appareil moteur. Est-ce à dire que nous ne puissions pas pour les chorées symptomatiques redire ici ce que nous avons dit pour les épilepsies symptomatiques ? Dans certains cas, en effet, la prédisposition semble avoir été mise en branle par un agent infectieux, et certains auteurs, Leredde (2), Thiboulet (3) ont retrouvé des micro-organismes dans le sang des choréiques. D'autre part Henry Berkley (4) (cité par Ballet) rapporte un cas de chorée où des lésions vasculaires plus ou moins généralisées coïncidaient avec les lésions et les symptômes d'une endocardite aiguë infectieuse. Mœbius (5) pense également que la chorée est une maladie infectieuse. De fait, les lésions que l'on retrouve chez les choréiques, soit du côté des vaisseaux, soit du côté du système nerveux, sont banales. On constate, dans les cas aigus, de l'hyperémie intense avec infiltration leucocytique des gaines péri-vasculaires et petits foyers hémorrhagiques et de ramollissement (Dana (6), cité par Ballet (7). De tous ces faits il résulte que, en dehors des cas où la chorée ne présente pas de lésions vasculaires appréciables (névrose d'évolution), il existe des cas de chorée symptomatique dans lesquels on retrouve des lésions vasculaires et des lésions nerveuses qui paraissent être concomitantes et sous la dépendance d'une même cause, le plus souvent infectieuse.

(1) Joffroy : *Progrès médical*, 1883; *Journal de méd. et de ch. prat*, 1891; *Sem. méd.*, 1892 et 1893.
(2) Leredde : *Revue mens. des malad. de l'enf.*, mai 1891.
(3) Thiboulet : Thèse, Paris, 1893.
(4) Henry S. Berkley : The John Hopkins. Hosp. Rep., août 1891.
(5) Mœbius : Manuel, mars 1893.
(6) Dana : Text book of nerv. dis., New-York, 1892.
(7) Ballet : *Traité de Médecine*, VI, p. 1219.

Paralysie agitante. — Pour Koller (1) cité par Brissaud, la lésion de la paralysie agitante, serait une sclérose des tuniques artérielles localisée surtout aux cordons postérieurs. D'après Dana, il existerait des lésions de même nature dans l'écorce cérébrale. Ne devons-nous pas exiger tout au moins la constance de ces lésions pour leur accorder un rôle de cause à effet ?

Nous en aurons fini avec cette longue énumération lorsque nous aurons dit que, pour le *Goître exophtalmique,* l'*Acromégalie,* le *Myxœdème,* la *Maladie de Thomsen,* l'*Athétose,* on ne connaît pour ainsi dire rien du rôle des lésions artérielles que l'on rencontre parfois dans ces affections.

(1) Koller : *Arch. f. pathol. Anat.,* CXXV, 2, 1892.

CHAPITRE II

Divisions anatomiques

Symptomatologie

Nous avons recherché, au point de vue étiologique, quelles sont les maladies du système nerveux dans lesquelles l'artérite peut jouer un rôle, et nous avons vu que des lésions artérielles peuvent se rencontrer dans des affections de nature et d'origine les plus diverses. Nous avons vu également qu'il n'est guère de partie du système nerveux où l'on ne puisse les rencontrer.

Parmi ces lésions, les unes évoluent lentement, se cantonnent dans les parois artérielles, diminuant leur élasticité, rétrécissant leur calibre, mais ne donnant lieu à aucune complication. D'autres, au contraire, déterminent des phénomènes secondaires : dilatations anévrysmales, oblitérations thrombosiques, qui peuvent provoquer dans les centres nerveux des altérations secondaires, hémorrhagies, foyers de ramollissement. Ce sont ces complications qui font partie du véritable cortège de l'artérite et que nous allons maintenant étudier.

Nous devons toutefois faire remarquer que toutes les parties d'une même artère ne sont pas sujettes à la même altération avec la même fréquence ; que les gros troncs, les branches, les capillaires constituent autant de points de

prédilection pour telle ou telle lésion et que de la localisation même de ces lésions dépend non seulement l'anatomie pathologique, mais la symptomatologie d'un grand
nombre d'affections du système nerveux.

Nous nous proposons d'étudier dans le présent chapitre
les localisations morbides que présentent les artères des
centres nerveux dans les différents points de leur trajet
et, chemin faisant, nous exposerons brièvement quelques-
uns des principaux symptômes qui dépendent de ces localisations.

§ 1. — Artérites de l'encéphale

A. Artérites de la base de l'encéphale. — 1° ANÉVRYSMES.
— Les artères de la base, les carotides, l'artère basilaire,
les artères du cercle de WILLIS sont des sièges de prédi-
lection pour la formation de tumeurs anévrysmales.
VIEUSSENS, MORGANI, SANDIFORT 1778, HODOGSON 1818,
SERRES 1826, NEBEL d'Heidelberg 1831, ALBERT de Bonn,
BRINTON 1851, LEBERT 1857, GULL 1859, GRIESINGER 1862,
OGLE d'Oxford 1863, GOUGENHEIM 1866 (1), etc., ont bien
étudié ces lésions.

Sur 161 cas réunis par LORBER (2) et par GOUGENHEIM,
l'anévrysme siégeait 49 fois sur l'artère basilaire, 35 fois
sur la cérébrale moyenne, 23 fois sur la carotide interne,
17 fois sur la cérébrale antérieure, 12 fois sur la communicante postérieure.

Les causes que l'on peut reconnaître à l'anévrysme
sont multiples : la syphilis, l'athérome peuvent leur donner
naissance.

M. le professeur FOURNIER avait déjà fait pressentir la
possibilité de l'origine syphilitique de certains anévrysmes.
« Peut-être, dit-il, ces lésions artérielles de la syphilis
servent-elles d'origine à des dilatations anévrysmales, à
des hémorrhagies cérébrales ou méningées (3). »

(1) GOUGENHEIM : Thèse, Paris, 1866.
(2) LORBER : Thèse de Paris, 1866.
(3) FOURNIER : La syphilis du cerveau, p. 47.

— 46 —

Lancereaux (1) en avait rapporté des observations ; il
avait noté la rupture de l'artère basilaire. Steenberg, cité
par Spillmann, a noté la dilatation anévrysmale de la carotide droite. Corvisart croyait aussi à l'influence de la
syphilis. Depuis, les observations se succèdent. Blachez
note l'anévrysme du tronc basilaire, Jackson de la cérébrale gauche antérieure, Muller de la sylvienne gauche,
Russel du tronc basilaire et de la cérébrale moyenne, J.
Cunningham Russel de la bifurcation de la carotide gauche,
Macleod du tronc basilaire, Mlle Siwortzoff de la sylvienne gauche, Spillmann, du tronc basilaire et des artères
de l'hexagone. Knight (2) rapporte à la syphilis la moitié
des cas d'anévrysmes intracraniens.

M. Spillmann (3) donne les caractères particuliers de ce
genre de dilatations anévrysmales. « La tunique externe,
dit-il, est enflammée, principalement dans ses parties
superficielles. Dans bien des points la tunique moyenne
est à nu dans l'intérieur des vaisseaux ; ses fibres sont
alors légèrement granuleuses, se dissocient légèrement et
flottent même librement. Quant à la tunique interne, la
plus malade, sa lame élastique est détachée de la tunique
moyenne sur presque toute la circonférence du vaisseau.
La paroi vasculaire ainsi altérée, subissant la pression sanguine, peut se distendre et finir par former des dilatations
ou des poches anévrysmales, ou bien de petites tumeurs
anévrysmales. Ces poches ne sont pas tapissées habituellement de caillots ; elles communiquent avec l'artère par un
orifice assez petit, soit fissuraire, soit arrondi. » Un fait
probant en faveur de l'origine syphilitique de ces tumeurs,
c'est que dans nombre de cas on ne trouve pas simultanément des altérations athéromateuses sur les autres artères.
Ces poches anévrysmales peuvent parfois se rétracter et
s'oblitérer par processus sclérogène ou plus fréquemment,
au contraire, se rompre et donner lieu à des hémorrhagies.

(1) Lancereaux : Des affections nerveuses syphilitiques, Paris,
1860, *observation* 121.
(2) Knight : *Archiv. of medicin.*, New-York, 1883.
(3) Spillmann : *Ann. de dermal. et syphil.*, Paris, 1886, 2, S. V.I.

La tuberculose ne produit guère d'anévrysmes sur le trajet des plus grosses artères cérébrales ; mais l'athérome en est certainement la cause la plus fréquente. L'influence de l'athérome a été admise par SCARPA, HODGSON, LOBSTEIN, GENDRIN, DONADS et JANSEN. LEBERT (1) rapporte un cas d'anévrysme du tronc basilaire qui est le troisième cas d'anévrysme basilaire publié et dans lequel il existait, entre les membranes interne et moyenne des plaques cartilagineuses qui se retrouvent également sur le tronc basilaire.

BARDON (2), s'appuyant sur un travail de ROMN, admet l'athérome comme cause de presque tous les cas d'anévrysmes spontanés.

La poche anévrysmale peut être fusiforme. Le plus souvent la dilatation est partielle et latérale. Les parois, parfois très amincies, présentent le plus souvent un épaississement très marqué, se manifestant dans quelques cas sous forme de bosselures (forme tubéreuse). Il n'est pas rare de rencontrer dans leur épaisseur des incrustations calcaires.

LORBER (3) pense que l'athérome est de beaucoup la cause la plus fréquente des anévrysmes intracraniens, et fait remarquer que si certains auteurs ont noté la dégénérescence graisseuse, celle-ci « n'est souvent autre chose qu'une forme de l'athérome. »

Dans un cas de M. REYNIER (4) une dilatation anévrysmale de la basilaire, de un centimètre et demi de diamètre, coïncidait avec des lésions athéromateuses de toutes les artères de l'hexagone, des sylviennes, des cérébrales antérieures.

M. KLIPPEL (5) a signalé, coïncidant avec des plaques athéromateuses de l'aorte, des carotides, des sylviennes, une tumeur anévrysmale de la grosseur d'une noix, siégeant sur la communiquante postérieure et dont la struc-

(1) LEBERT : *Bull. soc. anat.*, Paris, 1836, II, 22.
(2) BARDON : *Thèse de Strasbourg*, 1869.
(3) LORBER : *Thèse de Paris*, 1866.
(4) REYNIER : *Prog. méd.*, Paris, 1880, VIII, 707.
(5) KLIPPEL : *Progrès médical*, Paris, 1882, X, p. 344.

ture rappelait celle des anévrysmes miliaires. Il n'y avait pas, cependant, d'anévrysmes miliaires sur les autres artères.

Dans le cas de MM. KLIPPEL et BOETEAU (1) un anévrysme de la grosseur d'une grosse noix, ovoïde, occupant la moitié gauche de la basilaire, ne pouvait être rapporté ni à la syphilis, ni à l'artério-sclérose.

Les anévrysmes de la base donnent le plus souvent uniquement lieu à des symptômes de compression, ce qui fait que dans nombre de cas leur symptomatologie se confond avec celle des autres tumeurs cérébrales.

GOUGENHEIM (2) a bien fixé cette symptomatologie.

Elle comprend : 1° Des symptômes communs à tous les anévrysmes : Céphalalgie. — Troubles moteurs : (paralysie progressive ou d'emblée affectant souvent la forme hémiplégique). — Troubles de la sensibilité : (anesthésie ou hyperesthésie). — Troubles psychiques : (troubles de la mémoire, attaques de manie aiguë, parfois démence complète);

2° Des symptômes variables suivant le siège de l'anévrysme : a. *Compression de la moelle.*

b. *Compression du bulbe* (Troubles moteurs, troubles respiratoires (3), dysphagie, perte de l'articulation des sons, asphyxie lente).

c. *Compression de la protubérance* (Paralysies des membres inférieurs, troubles du côté de certains nerfs crâniens : moteur externe, strabisme convergent (GULL.) — moteur commun, blépharoptose (GORDON) — facial, hémiplégie faciale opposée (LARGER).

d. *Communicante postérieure.* (Compressions nerveuses bien déterminées. IIIe paire : blépharoptose immédiate avec strabisme externe (VIe paire) et dilatation fixe de la pupille, — parfois diplopie, peut-être par paralysie du petit oblique, — diplopie par paralysie du grand oblique (SZOKALSKI). — Enfin, affaiblissement de la vue).

(1) KLIPPEL et BOETEAU : *Bull. de la Soc. anat.*, février 1892, p. 81.
(2) GOUGENHEIM : *Thèse de Paris*, 1866.
(3) Cas de BERGER, 1869 : Anévrysme du tronc basilaire s'accompagnant de gêne notable de la respiration. *Bull. Soc. anat.*, Paris, 1869, p. 188,

Si la tumeur se développe en avant de l'artère, la compression de l'ophtalmique de Willis amène l'engourdissement du front et de la branche sourcilière ; — en arrière, la compression du tronc de la v⁰ paire amène de l'anesthésie, puis de l'hyperesthésie du côté correspondant du visage, — de la paralysie des masticateurs.

e. *Carotide interne.* (Compression des iii⁰ et iv⁰ paires, d'où blépharoptose et mydriase, plus de la diplopie et parfois du strabisme externe.)

f. *Cérébrale antérieure.* (Compression des i⁰⁰ et ii⁰ paires, d'où hémianopsie ou amaurose, quelquefois anosmie, troubles de l'intelligence, céphalalgie frontale.)

g. *Cérébrale moyenne.* (Céphalalgie très profonde et unilatérale. Lorsqu'il y a rupture, hémiplégie correspondant au côté opposé avec, parfois, prolapsus de la paupière du même côté.)

On comprend que la propagation des lésions anévrysmales aux troncs nerveux puisse déterminer sur eux non seulement des phénomènes de compression, mais de véritables altérations de névrite pouvant amener leur rupture.

Quelle que soit leur origine, les anévrysmes de gros troncs peuvent donner lieu soit à des hémorrhagies, le plus souvent foudroyantes, soit à des thromboses qui déterminent des lésions de ramollissement parfois très étendues.

En dehors des dilatations anévrysmales, les artérites des grosses artères cérébrales peuvent s'accompagner de deux ordres de complications très graves, les ruptures et l'oblitération.

2° Ruptures. — Les ruptures, pouvant se produire au cours des artérites déformantes ou noueuses des artères de l'hexagone, déterminent des hémorrhagies sous-arachnoïdiennes suivies d'attaques apoplectiques subites, le plus souvent mortelles.

3° Oblitérations. — L'oblitération complète d'un gros tronc artériel par coagulation sanguine peut déterminer

des foyers de ramollissement très étendus (GOUGENHEIM).
C'est parfois le tronc basilaire dont la thrombose peut
déterminer la mort foudroyante, comme dans les observations de HAYEM (1), ou à brève échéance, comme dans les
cas de COYNE (2), de BRAULT (3), etc. Dans le cas de COYNE,
non seulement le tronc basilaire, mais la cérébelleuse postérieure et inférieure et la sylvienne droite étaient oblitérées. HAYEM rapporte une observation de thrombose basilaire dans laquelle la marche de la maladie permit de
supposer que le caillot s'était formé en deux fois : il était
divisé en deux parties, l'une périphérique, adhérente,
paraissant déjà ancienne, l'autre centrale, plus noire et
plus molle.

Enfin, des thromboses peuvent être observées, quoique
rarement, dans l'artérite en plaques du paludisme qui,
comme on le sait, se localise sur les gros troncs. (LANCE-
REAUX.)

B. **Artérites des artères cérébrales de second ordre.**
— En dehors de la rupture et de l'oblitération, accidents
que peut précéder ou non de la dilatation anévrysmale,
ces artérites ne donnent lieu, la plupart du temps, à aucun
symptôme important.

1° RUPTURES ARTÉRIELLES. HÉMORRHAGIE CÉRÉBRALE. — Nous
sommes obligés de réunir dans ce chapitre l'histoire de
l'hémorrhagie cérébrale et celle des anévrysmes miliaires
dont elle relève le plus souvent.

ABERCROMBIE dit que l'apoplexie est due, dans la
plupart des cas, à l'altération crétacée des vaisseaux.
SERRES (1819) (4) assure que dans l'apoplexie « une inflammation vive se remarque très fréquemment sur la tunique
interne des artères et des veines de l'encéphale. » MOREL
dit avoir découvert des lésions athéromateuses dans tous

(1) HAYEM : *Archiv. de physiologie*, mars, 1868, p. 270.
(2) COYNE : *Bull. de la Soc. anat. de Paris*, 1871, XI-VI, p. 335.
(3) BRAULT : *Les Artérites*, p. 48.
(4) SERRES : *Annuaire des hôpitaux*, 1819.

les cas. Bright (1) considère l'apoplexie comme due à des lésions athéromateuses des artères.

Bouillaud (1826) (2) déclare que « l'apoplexie est une maladie du système vasculaire de l'encéphale plutôt que de cet organe lui-même » et que les lésions des artères sont des preuves évidentes d'une inflammation artérielle. Sans avoir vu les anévrysmes miliaires, il écrit cependant que « la lésion vasculaire offre la plus parfaite analogie, pour ne pas dire une identité complète avec l'anévrysme par érosion de Scarpa, ou l'anévrysme spontané de plusieurs chirurgiens français. L'absence de poche anévrysmale, ajoute-t-il, dépend de ce que les artères de l'encéphale ne sont entourées que d'une quantité peu considérable de tissu cellulaire. »

Il est cependant probable que Bouillaud n'avait pas vu la poche anévrysmale à cause de sa rupture, mais que les cas qu'il a signalés se rapportaient sans doute à des anévrysmes miliaires.

Andral (3) dit que « si on ne rencontre, dans un grand nombre de cas, aucune trace d'altération vasculaire, souvent, bien qu'on ne découvre pas le vaisseau qui a produit l'hémorrhag'e, on trouve cependant toujours le système vasculaire dans un état qui n'est plus son état normal. La plupart des artères sont transformées en canaux osseux dont les parois, encroûtées de phosphate calcaire, ont perdu toute élasticité. »

Nansky, Grisolle, Valleix, Eulembourg, Niemeyer admettent l'influence de l'athérome dans la production de l'hémorrhagie cérébrale.

Mais la lésion déterminante de beaucoup la plus importante, est *l'anévrysme miliaire*.

Les anévrysmes miliaires ont été signalés par Cruveilhier (1836), Lebert, Calmeil, Gull, Virchow, Gougenheim, Durand qui relate dans sa thèse (1868) un cas de Vulpian et Liouville. Ce sont eux certainement qu'ont étudiés Meynert et

(1) Bright : *Encyclop. des sciences méd.*, t. I, liv. VI, 1836, p. 210.
(2) Bouillaud : *Soc. méd. d'émulation*, 1826, p. 147.
(3) Andral : Traité d'anatomie pathologique.

Helsch. Mais ce sont surtout Charcot et Bouchard (1) qui
en ont fait les premiers l'étude la plus complète et qui ont
montré leur rôle dans la pathogénie de l'hémorrhagie cérébrale.

D'après Charcot et Bouchard, ces anévrysmes ne peuvent
pas être mis sur le compte de la vieillesse. Ils peuvent
également exister indépendamment de toute lésion athéromateuse, de même que l'athérome le plus prononcé se
rencontre très souvent sans qu'on trouve dans le cerveau
un seul anévrysme. Mais ces deux altérations ne sont pas
antagonistes et coïncident fréquemment. Toutes deux
résultent d'une artérite, mais, tandis que l'athérome est le
produit d'une endartérite, les anévrysmes miliaires se produisent comme complication d'une périartérite diffuse.
Cette périartérite présenterait, pour Charcot et Bouchard,
des caractères particuliers, mais dont le principal serait sa
localisation primitive sur la membrane externe et sa gaine
lymphatique. L'inflammation se communiquait ensuite
aux autres tuniques.

Zenker, Eichler, Grasset croient, au contraire, que la
lésion débute par la tunique interne. Ces anévrysmes se
présentent sous forme de petites granulations visibles à
l'œil nu, appendues à un vaisseau. Ils peuvent être fusi-
formes ou latéralement placés sur les côtés du vaisseau.

Charcot et Bouchard avaient cru tout d'abord qu'ils
étaient limités aux artères du cerveau. Liouville (2) insiste
sur leur coexistence avec des altérations vasculaires analogues généralisées, et rapporte des cas antérieurs de
Cruveilhier, Lebert, Gougbenheim, et un cas qu'il a observé
dans le service de Vulpian (thèse de Durand, 1868).
Behier et Hardy (3) regardent ces cas comme « tendant à
établir que les altérations anévrysmatiques se rattachent
beaucoup plus à une altération du système artériel tout
entier qu'à une lésion localisée de tel ou tel point de ce

(1) Charcot et Bouchard : *Archiv. de physiol.*, 1868.
(2) Liouville : Thèse de Paris, 1870.
(3) Behier et Hardy : Traité de pathologie interne, 1869.

système. » Quelle est cette altération généralisée, cette diathèse anévrysmale, comme on l'a encore appelée ?

M. Brault (1) fait remarquer que ces poches anévrysmales « sont formées par un tissu fibreux qui ne diffère en rien du tissu qui entre dans la composition des anévrysmes examinés sur les gros vaisseaux. » « En général, ajoute-t-il, elles forment sur les côtés de l'artère une légère saillie à l'intérieur de laquelle la fibrine se dispose en lamelles stratifiées assez fines. De sorte qu'en réalité, si l'on en excepte l'épaisseur de la paroi, il n'y a aucune différence de structure entre ces dilatations et celle des gros vaisseaux, d'où l'on peut conclure que le mécanisme de leur formation est le même. »

Nous avons vu que dans l'observation de M. Klippel, un anévrysme volumineux de la communicante postérieure, qui présentait la structure des anévrysmes miliaires, coïncidait avec des plaques athéromateuses des gros troncs. M. Brault fait remarquer de son côté que, dans le mémoire de Charcot et Bouchard, l'athérome est signalé dans 54 cas sur 69 terminés par l'hémorrhagie cérébrale, ce qui est un argument de grande valeur en faveur de la communauté d'origine des anévrysmes miliaires et des lésions athéromateuses vulgaires.

Les anévrysmes miliaires peuvent pendant longtemps ne donner lieu à aucun accident, cependant, leur terminaison fréquente est soit l'oblitération de l'artère, soit la rupture suivie d'hémorrhagie cérébrale. Dans le premier cas, le travail inflammatoire des parois peut amener dans l'intérieur de la poche la coagulation sanguine ; celle-ci se propage au vaisseau lui-même et la circulation est interrompue, il en résulte un foyer de ramollissement. Dans le second cas, les tuniques amincies par le travail inflammatoire finissent par se rompre, donnant naissance au syndrome de l'hémorrhagie cérébrale. Charcot et Bouchard (2) ont bien montré ce rôle des anévrysmes miliaires dans la pathogénie de ces hémorrhagies.

(1) Brault : Les Artérites, p. 167.
(2) Charcot et Bouchard : Loc. cit., et Bouchard, Thèse d'agrégation, Paris, 1869.

Comme nous venons de le voir, il semble que dans nombre de cas les anévrysmes miliaires doivent être rapportés à une dégénérescence athéromateuse des parois artérielles. Mais l'athérome n'est pas seul capable de produire des dilatations anévrysmales.

La tuberculose qui se localise de préférence aux artères de moyen et de petit calibre, peut déterminer sur leur trajet des dilatations anévrysmales qui se présentent sous forme de petites nodosités de la grosseur d'un pois ou d'un grain de chenevis, siégeant dans la substance grise des circonvolutions, quelquefois aussi dans la substance blanche.

La rupture de ces petits anévrysmes peut donner naissance à des hémorrhagies le plus souvent peu abondantes. (LANCEREAUX.)

Nous avons parlé des anévrysmes d'origine syphilitique localisés aux gros troncs. Dans les artères de moyen calibre et les petites artères, ils se présentent souvent sous la forme d'anévrysmes miliaires qui par leur rupture entraînent le syndrome de l'hémorrhagie cérébrale.

Enfin, la dégénérescence hyaline des artères étendues aux trois tuniques a pu être rendue responsable de certains cas d'hémorrhagie cérébrale.

Sans nous arrêter sur les causes occasionnelles de ces hémorrhagies, nous dirons quelques mots de leur symptomatologie spéciale, en faisant d'abord remarquer que souvent la lésion et les symptômes se confondent et que ce qui domine dans l'histoire de l'hémorrhagie cérébrale, c'est sa localisation.

Sur la convexité, les foyers hémorrhagiques qui se produisent aux dépens des branches de la sylvienne donnent lieu, dans le territoire des circonvolutions psycho-motrices, à des hémiplégies ou à des monoplégies plus ou moins associées soit du côté des membres soit du côté du facial inférieur (formes facio-brachiale, brachio-crurale, etc.) accompagnées ou non d'aphasies corticales, motrices ou sensorielles, — nous ne pouvons que glisser rapidement sur ces localisations, d'ailleurs classiques.

Les artères centrales sont le lieu d'élection de l'hémorrhagie cérébrale, et parmi elles, celle dont l'anévrysme donne le plus souvent lieu à cette complication et qui est une artère striée externe, a reçu le nom d'*artère de l'hémorrhagie cérébrale.* (CHARCOT.)

La cause de cette fréquence réside dans ce fait que les artères centrales, lenticulo-optiques et lenticulo-striées, naissent directement d'un vaisseau de puissant calibre et qu'elles ne s'anastomosent pas entre elles comme les artères corticales. Il en résulte que la pression est beaucoup plus forte dans ces artérioles centrales que dans les artères de la périphérie. (MENDEL.)

Parmi les formes cliniques auxquelles peuvent donner lieu les différents foyers hémorrhagiques siégeant sur les artères centrales, les lenticulo-striées et les lenticulo-optiques ou leurs branches, M. BRISSAUD (1) signale les suivantes comme les plus importantes :

1° Apoplexie avec hémiplégie partielle. — « Lorsque le foyer siège dans les noyaux opto-striés, il peut se faire que tel ou tel groupe de fibres capsulaires soit interrompu à l'exclusion des autres. De là une hémiplégie partielle, dont le diagnostic est forcément très difficile. Cette forme est tout à fait rare. »

2° Apoplexie avec hémichorée ou hémiathétose. — Cette forme « est le fait des hémorrhagies interstitielles de la couche optique ou de la partie postérieure du putamen. Lorsque le foyer est tellement voisin du faisceau capsulaire que l'irritation de celui-ci devient permanente, l'hémichorée et l'hémiathétose persistent » au lieu de s'amender.

3° Apoplexie avec hémiplégie et hémianesthésie. — « L'hémianesthésie sensitivo-sensorielle des hémiplégiques relève presque sûrement d'une lésion hémorrhagique dans le territoire de l'artère lenticulo-optique postérieure ; cette hémorrhagie doit, pour produire l'hémianesthésie, sectionner les fibres de la partie la plus postérieure du segment postérieur de la capsule interne. Le fait anatomo-patholo-

____

(1) BRISSAUD : in Traité de médecine de CHARCOT et BOUCHARD, VI, p. 183.

gique est presque d'une absolue constance. Signalé par
L. Turck, il a été mis en pleine lumière par Charcot. Cette
région postérieure de la capsule, que Charcot appelle *le
carrefour sensitif,* a été délimité avec précision. »

4° *Apoplexie avec hémianesthésie et hémichorée.* — « Dans
ces cas « les fibres du carrefour sont divisées : d'où l'hémianesthésie. Les fibres du faisceau capsulaire, sans être
divisées, sont irritées par le même foyer : d'où l'hémichorée. »

5° *Apoplexie avec hémianesthésie et paralysie faciale.* —
« L'hémorrhagie peut avoir pour siège le noyau lenticulaire.
Il n'est donc pas surprenant qu'un foyer occupant ce noyau
produise l'hémianesthésie et la paralysie faciale, pourvu
qu'il envoie un prolongement antérieur dans la région du
genou capsulaire où passent les fibres faciales du faisceau
pyramidal, et un prolongement postérieur dans la région
du carrefour sensitif.

Si le foyer intra-lenticulaire touche le segment postérieur
de la capsule sans intercepter le trajet de ses fibres,
l'hémianesthésie et la paralysie faciale se compliquent
d'hémichorée (1). »

6° *Apoplexie avec hémianesthésie et aphasie.* — « La disposition spéciale du foyer qui vient d'être décrite réalise cette
éventualité rare lorsque c'est le noyau lenticulaire gauche
qui est le siège de la lésion. » Dans ce cas l'aphasie est
plutôt de la logoplégie que de l'aphasie vraie.

2° Oblitérations artérielles. — Ramollissement cérébral. — Ce que nous disons des ramollissements par
thrombose s'applique aussi aux ramollissements par
embolie qui ne sont souvent que la conséquence lointaine
d'une artérite ayant évolué ailleurs que dans le cerveau.
Nous n'aurons donc pas à revenir sur les conséquences de
l'embolie cérébrale.

Rostan paraît être le premier auteur qui ait admis dans
certains cas l'influence des lésions artérielles dans la production du ramollissement. Cependant, dans la plupart des

(1) Charcot : Leçons du mardi, t. I, p. 592.

càs, il lui attribue une origine inflammatoire, comme du reste tous les auteurs de l'école de Broussais.

ANDRAL, BOUILLAUD, ABERCROMBIE avaient vu, comme ROSTAN, les lésions artérielles. ROKITANSKY, HASSE de Zurich, les avaient même considérées comme cause de ramollissement, mais VIRCHOW décrivit le premier complètement ses lésions et montra comment la stagnation du sang et l'arrêt de la circulation entraînent le ramollissement de la région cérébrale ischémiée. PRÉVOST et COTARD (1866) en ont depuis donné la preuve expérimentale.

Il est donc incontestablement établi que la lésion nécrobiotique de la substance nerveuse est ici sous la dépendance directe de certains accidents de l'artérite, la thrombose ou l'embolie.

Lorsqu'une artère vient à s'obstruer, par suite du défaut ou du trop petit nombre d'anastomoses, le territoire qui cesse d'être irrigué est frappé de mort. Au point de vue anatomo-pathologique, ce foyer de ramollissement passe successivement par les trois phases de ramollissement blanc, rouge, jaune. Les éléments nerveux subissent peu à peu la dégénérence granuleuse. Les prolongements se détachent du corps cellulaire, les tubes nerveux se fragmentent à leur tour, la myéline se dissocie, les cellules nerveuses elles-mêmes deviennent granuleuses et se désintègrent. Bientôt les leucocytes, qui sont venus en abondance de toute la périphérie du foyer, viennent se charger de toutes ces granulations et les emportent dans les espaces lymphatiques, contribuant ainsi à la résorption du territoire nécrosé. On donne vulgairement à ces phagocytes, le nom de corps granuleux. Plus tard, il ne restera plus comme vestige du foyer de ramollissement qu'une cavité anfractueuse remplie de sérosité, ou qu'une simple cicatrice.

Nous ne pouvons ici entrer dans de bien longs détails, d'ailleurs classiques, sur l'évolution ultérieure des lésions ; ce qu'il importe surtout de faire ressortir, c'est au point de vue anatomo-clinique, l'importance de la localisation de l'oblitération artérielle. Ici, comme d'ailleurs dans l'hémorrhagie cérébrale, c'est cette localisation qui règle la symptomatologie.

Lorsqu'une grosse artère s'obstrue, il en résulte un foyer de ramollissement étendu à tout le territoire irrigué par elle. La limite du foyer est formée par les territoires restés normaux, ce qui revient à dire que pour une thrombose d'une grosse artère périphérique, le foyer facilement délimitable sur la corticalité, s'étend en profondeur jusqu'aux territoires irrigués par les artères centrales, c'est-à-dire jusqu'aux noyaux centraux. Sur ces limites profondes, par suite des anastomoses fréquentes entre les systèmes des artères centrales et corticales (HEUBNER, CADIAL, CHARPY, BISCONS), anastomoses qui se font quelquefois directement par inoculation d'artère à veine (TEDESCHI), la nécrose peut n'être pas subite et il peut exister, à la périphérie seulement, quelques portions du territoire ischémié où la circulation, quoique ralentie, peut assurer la nutrition du tissu nerveux.

Si la thrombose ou l'embolie siègent dans des artères de fin calibre, dans celles qui se distribuent aux circonvolutions suivant que ce sont les artères longues ou les artères courtes de la pie-mère qui seront oblitérées, on pourra être en présence de ramollissements atteignant soit les fibres blanches du centre oval sans lésion de l'écorce, soit seulement l'épaisseur de l'écorce.

Lorsque le foyer siège au niveau de l'écorce, les symptômes sont souvent difficiles à constater lorsque la sensibilité générale est seule atteinte. — Si les centres des sensibilités spéciales sont seuls touchés, on assistera au tableau clinique de la surdité verbale, de la cécité verbale, de l'hémianopsie. — Le plus souvent, il y a association des lésions, des sphères motrices, et des sphères sensorielles et, aux troubles des fonctions sensitivo-sensorielles viennent s'adjoindre des troubles paralytiques, soit du côté des membres, soit du côté de la face, les différentes formes d'aphasies, etc. Certaines de ces localisations sont d'ailleurs trop connues pour que nous y insistions plus longtemps.

Sur les territoires des artères centrales, les foyers de

ramollissement peuvent intéresser la capsule interne, les
noyaux centraux où ils donnent naissance à des foyers
lacunaires remplis de liquide séreux. C'est la portion de la
substance cérébrale située sur les limites de jonction des
deux circulations centrale et périphérique, qui est le lieu
de prédilection de ces foyers de nécrose.

C. Lésions des capillaires cérébraux. — Paget avait
reconnu l'infiltration graisseuse des capillaires du cerveau.

Robin (1) avait vu la dégénérescence granulo-graisseuse
dans les parois des capillaires, chez les individus ayant eu
des hémorrhagies cérébrales.

Cette même altération granulo-graisseuse avait aussi été
observée dans les foyers de ramollissement, et Billroth (2) avait pensé que ces lésions étaient l'effet, non la
cause de l'encéphalite.

D'après Bouchard, cité par Proust (3) (1866), l'apparence
athéromateuse des capillaires serait due simplement à des
dépôts sur leurs parois, des granulations graisseuses, provenant de la dégénérescence des cellules nerveuses.

Prévot et Cotard (4) ont décrit dans les foyers de
ramollissement des lésions intéressantes des capillaires,
consistant soit dans leur dégénérescence granulo-graisseuse, soit dans leur dilatation anévrysmatique. « Peuvent-elles, disent les auteurs, être considérées comme la lésion
protopathique, productrice du ramollissement cérébral? »
Leurs recherches les « portent à croire que souvent l'altération des capillaires et l'altération du tissu nerveux se
produisent simultanément et dépendent d'une même cause,
d'une oblitération artérielle par exemple. On voit, en effet,
disent-ils, dans les ramollissements par thrombose ou
embolie, l'altération des capillaires exactement limitée au
foyer de ramollissement où elle existe à un degré très
avancé. »

(1) Robin : Académie de médecine, 13 mai 1856.
(2) Billroth : *Archiv. der Hulkunde*, Dritter Jahrgang, p. 47.
(3) Proust : Thèse d'agrégation, Paris, 1866.
(4) Prévot et Cotard ; Etude physiol. et pathol. sur le ramollissement cérébral, Paris, 1866.

D'après ces auteurs, la dilatation anévrysmatique des capillaires ne se rencontrerait guère que dans les cas de ramollissement rouge ou d'apoplexie capillaire, elle ne coïnciderait pas habituellement avec l'altération athéromateuse des capillaires, et l'on ne verrait d'autre lésion que la dilatation.

A la suite de ce travail, M. le professeur Cornil (1) fait remarquer que dans le cerveau seulement « on rencontre dans le ramollissement, cette quantité considérable de granulations graisseuses et de corps granuleux qui enveloppent et masquent les parois des capillaires, et qu'il sera naturel de faire la supposition que c'est dans l'espace lymphatique dont les vaisseaux sont entourés, que s'accumulent en toute liberté les granulations graisseuses et les corps granuleux. Cette explication rendrait parfaitement compte de la dégénération athéromateuse particulière des vaisseaux cérébraux. »

M. Proust (2) émet une opinion analogue. Il conclut avec M. Bouchard que « dans le ramollissement cérébral l'apparence athéromateuse des capillaires résulte non d'une dégénération des vaisseaux eux-mêmes, mais du dépôt à leur surface des granulations graisseuses produites par la nécrobiose des éléments nerveux. »

Encore aujourd'hui, les dégénérescences des capillaires sont difficiles à préciser.

Lapinski (3), sur 28 cerveaux pris au hasard, a trouvé 15 fois de l'artério-sclérose des artères de la base, et dans 14 de ces cas les capillaires étaient altérés. Il a noté dans 6 cas la dégénérescence granulo-graisseuse, de la paroi avec tuméfaction trouble ; dans 2 cas la dégénérescence granuleuse avec épaississement de la paroi ; dans 1 cas la dégénérescence fibrillaire? avec épaississement ; dans 1 cas la dégénérescence hyaline ; dans 3 cas les parois étaient infiltrées de globules rouges. Dans ces 9 derniers cas il y avait modifications du calibre, la lumière du vaisseau était

(1) Cornil : Note à la Soc. de Biologie, 1866, p, 16.
(2) Proust : Thèse d'agrégation, Paris, 1866.
(3) Lapinsk : Neurol. centr., 1896, n° 20, p. 921, et Vratch : Saint-Pet , 1896, n° 4.

parfois obstruée, et les parois avaient perdu plus ou moins
leur élasticité et leur contractilité. — Dans un autre
travail, le même auteur (1) a retrouvé sur les capillaires
ayant plus de 1ᵐ05 de diamètre, la dégénérescence fibreuse
de la périartérite commune aux autres artères. Les capillaires d'un très petit calibre avaient beaucoup plus de tendance à s'oblitérer.

Les lésions des capillaires sont donc communes chez les
athéromateux. KLIPPEL (2) a montré que ces lésions peuvent
donner lieu au syndrôme de la paralysie générale, et a fait
de ces cas une forme à part : *la pseudo-paralysie gén'rale
arthritique*. Cette forme, en effet, se distingue de la paralysie générale associée à des lésions intracraniennes par ce
fait qu'on n'y « voit plus les lésions proprement dites de la
paralysie générale. Les lésions macroscopiques (érosions,
méningite, etc.) n'existent pas. Au microscope on trouve
des altérations diffuses et profondes, mais d'un tout autre
genre. Les artérioles corticales présentent des amas de
granulations graisseuses entourant les noyaux vasculaires.
On ne constate qu'une légère et rare diapédèse. La dégénérescence graisseuse y est très accusée. Partout les capillaires sont infiltrés de granulations graisseuses confluentes
et en amas. » Ces lésions coexistent avec des lésions athéromateuses généralisées aux artères cérébrales et à d'autres
artères.

Les symptômes produits par ces lésions sont bien ceux
de la paralysie générale : « affaiblissement intellectuel,
délire des grandeurs, inégalité des pupilles, tremblement
de la langue, etc....,. » L'âge des malades, dans ces cas,
est le signe unique souvent qui puisse faire éviter l'erreur
de diagnostic. Mais l'étude histologique rend le diagnostic
possible.

« Histologiquement la paralysie générale vraie se révèle
par des lésions inflammatoires des *artérioles* corticales. »
Il n'y en avait pas dans le cas de M. KLIPPEL « la lésion

(1) LAPINSKI : Deutche Zeit für Nervenheil, vol. 10, 9 juillet 1897,
p. 368.
(2) KLIPPEL : *Revue de méd*, t. XII, 1892, p. 280.

était une dégénérescence graisseuse intense des parois des *capillaires*. »

A côté de la pseudo-paralysie générale arthritique, dans laquelle on trouve des lésions des cellules nerveuses à côté des lésions des capillaires cérébraux, il est tout naturel de placer les autres pseudo-paralysies générales.

Nous avons vu que les auteurs les plus autorisés se refusent à attribuer à l'alcool une action directe sur les vaisseaux. Dès lors, comment envisager les pseudo-paralysies générales alcooliques autrement que comme une encéphalite, dans laquelle l'alcool déterminerait des lésions primordiales sur les cellules nerveuses ?

Les pseudo-paralysies générales du saturnisme paraissent évoluer sur le même type. Peut-on parler différemment pour ce qui concerne les pseudo-paralysies générales syphilitiques ? Nous avons bien là, comme le dit M. le professeur Fournier (1) « une modalité, une forme de la syphilis cérébrale, et non une paralysie générale vraie modifiée par la syphilis. »

Quels sont donc les caractères distinctifs de la paralysie générale vraie et des pseudo-paralysies générales syphilitiques ? Peut-on les trouver dans les rapports réciproques des lésions des capillaires et des cellules nerveuses ?

Il existe certainement des cas où des lésions gommeuses peuvent se surajouter à la méningo-encéphalite diffuse. (Zambaco, Westphal, L. Meyer, Binzwanger, Baumgarten, R. Schulz, Rumpf, etc.)

M. le professeur Raymond (2), dans un travail auquel nous ne pouvons que renvoyer, croit à l'origine syphilitique de la paralysie générale dans neuf cas sur dix. Cependant, dit-il, « pour les autres faits il faudra admettre que d'autres infections peuvent donner une lésion vasculaire diffuse que nous ne pouvons pas différencier actuellement de la syphilis, » car « on rencontre toujours la

---

(1) Fournier : Les affections parasyphilitiques.
(2) Raymond : Contrib. à la syphilis du syst. nerv. *Archiv. de Neurologie*, 1894, n°' 83 et 84.

même lésion embryonnaire des vaisseaux. » Il y aurait donc « entre la paralysie générale vraie et la pseudo-paralysie générale syphilitique, des intermédiaires très nombreux. » — Autant vaut admettre tout de suite que les lésions vasculaires de la paralysie générale n'ont rien de spécial, puisqu'on ne peut pas distinguer celles qui paraissent relever de la syphilis et celles qui n'en dépendent certainement pas. — Cependant, c'est de ce processus vasculaire que M. le professeur Raymond semble faire la lésion primordiale de la paralysie générale. — « La paralysie générale, dit-il, au moins celle qui est syphilitique, est donc une encéphalite vasculaire diffuse ; mais tout sujet atteint d'encéphalite vasculaire diffuse n'est pas encore paralytique général. La paralysie générale ne survient que lorsque l'élément nerveux commence à souffrir du mauvais état de son appareil de nutrition. Pendant cette période on n'observe que des troubles vagues ou des accidents en rapport avec une circulation défectueuse, ictus, aphasie et hémiplégie transitoire, etc. A un moment donné le tissu nerveux cède et l'encéphalite, de purement vasculaire, devient mixte. Les éléments de la névroglie s'hypertrophient, se sclérosent, les tubes nerveux se détruisent, les cellules nerveuses s'altèrent. Il en est ainsi probablement à cause de la qualité de l'agent spécifique et surtout à cause de l'hérédité. » Des trois malades dont M. Raymond rapporte l'observation « les deux premiers étaient des syphilitiques devenus paralytiques généraux, le troisième ne l'était pas encore parce que *les éléments nerveux avaient résisté*. Peut-être, ajoute-t-il, ne le serait-il jamais devenu. »

Nous sommes donc obligés, on le voit, de choisir entre ces deux alternatives : ou bien la lésion vasculaire est la véritable lésion de la paralysie générale et l'on est alors forcé d'admettre qu'elle peut exister à l'exclusion des symptômes de cette maladie, ou bien, que la lésion nerveuse est plus importante qu'elle, puisque seule elle est capable de donner naissance au complexus symptomatique caractéristique. — Nous avons ailleurs exposé les raisons qui nous faisaient avec M. le professeur Joffroi,

MM. Klippel, Pierret, Zacher, nous prononcer pour la seconde.

Nous admettrons donc, d'abord que l'on n'est pas autorisé, de par l'impossibilité même où l'on est d'établir une distinction anatomo-pathologique, à mettre sur le compte de la syphilis toutes les paralysies générales vraies dans lesquelles la syphilis se retrouve comme antécédent ; ensuite, que dans les paralysies générales de *nature* syphilitique (pseudo-paralysies générales syphilitiques) il est loin d'être prouvé encore que les lésions des éléments nobles doivent être considérées comme sous la dépendance des altérations vasculaires et particulièrement de celles des capillaires ; les cas dans lesquels les lésions des cellules nerveuses sont très accusées et où les lésions vasculaires sont insignifiantes (Klippel, Zacher) viennent confirmer cette manière de voir.

D'ailleurs, si la syphilis a une prédilection particulière pour le tissu conjonctif, tout porte à croire que, dans les cas où du fait de leur prédisposition héréditaire ou acquise les éléments nerveux cèdent, ils n'ont pas vis-à-vis de la toxine syphilitique une résistance supérieure à celle du tissu conjonctif, et qu'ils peuvent être lésés d'une façon sinon primitive, tout au moins concomitante.

Certains délires reconnaîtraient-ils pour cause une lésion des capillaires ? M. Klippel (1) a étudié des lésions encéphaliques rencontrées dans le délire des alcooliques. *a*, Dans le *delirium tremens* on rencontre l'hyperhémie exsudative et la diapédèse inflammatoire. *b*. Dans le délire alcoolique aigu ou subaigu, de la congestion chronique de l'encéphale et de la pigmentation ocreuse des éléments nerveux et des vaisseaux capillaires. *c*. Dans la démence alcoolique, outre les lésions des artérioles dont la gaine lymphatique est surchargée en amas granuleux, on rencontre autour des capillaires des granulations de même espèce noires, brunâtres ou ocreuses. Dans ces cas, les dégénérescences

(1) Klippel : Du délire des alcooliques, *Mercredi médical*, octobre 1893.

portant sur les éléments nerveux sont très accusées.

De tous ces faits, il paraît résulter que les manifestations délirantes que présentent les alcooliques ne sont pas plus spécialement attribuables aux lésions des capillaires qu'aux lésions mêmes des cellules nerveuses.

Quels sont maintenant les accidents secondaires auxquels peuvent donner lieu les lésions des capillaires cérébraux ?

Nous avons vu que les lésions des capillaires que l'on rencontre dans les foyers de ramollissement rouge sont sous la dépendance du processus nécrobiotique lui-même (hémorrhagies capillaires). Mais les hémorrhagies capillaires peuvent quelquefois être primitives, par exemple, dans certains cas de congestion cérébrale où la substance corticale présente souvent un piqueté hémorrhagique particulier dû à la rupture de capillaires. Sans discuter la nature de ces lésions qui dans bien des cas relèvent probablement d'un processus infectieux, on peut tout au moins supposer que les cas sont bien rares où les capillaires qui sont le siège de telles hémorrhagies ne présentent pas quelque altération préexistante, liée peut-être à la cause même qui a déterminé la congestion (érysipèle, fièvre typhoïde, pneumonie, infections diverses, etc.). Dans la paralysie générale on rencontre aussi des hémorrhagies de cette espèce.

La thrombose des capillaires est le plus souvent la conséquence d'une thrombose d'une artère ou d'une artériole de volume appréciable, mais on observe souvent, au cours des maladies infectieuses, de véritables embolies capillaires dues à l'accumulation d'éléments infectieux dans l'intérieur de ces petits vaisseaux. Ces embolies septiques peuvent, dans la plupart des cas, être considérées comme la porte d'entrée dans le système nerveux d'une maladie infectieuse primitivement localisée en un point plus ou moins éloigné.

Parfois, ce sont des grains de pigment (paludisme) ou d'une autre nature (bouillie athéromateuse provenant d'un foyer aortique), qui viennent s'emboliser au niveau des capillaires cérébraux, en y produisant les accidents du ramollissement local.

Enfin, est-ce à l'apport d'un élément infectieux par le système circulatoire, ou à la présence d'une infection déjà existante que l'on doit l'explication de ce fait que les foyers de ramollissement peuvent s'enflammer et donner naissance à des lésions d'encéphalite inflammatoire suppurative ?

§ II. — Artérites
De la protubérance, du cervelet, du bulbe

Nous avons étudié plus haut, pour ne pas les séparer des lésions de la base de l'encéphale, les artérites de l'artère basilaire et de ses grosses branches et les complications auxquelles elles peuvent donner naissance. Nous n'avons pas à y revenir ici.

1º Protubérance. — Les altérations vasculaires des petites artères de la protubérance peuvent donner lieu à des accidents de rupture ou à des phénomènes d'oblitération.

Ruptures. — Les hémorrhagies de la protubérance ont été étudiées par Gubler (1), Millard (2), Larcher, Ollivier, M. le professeur Joffroy (3), etc. Elles sont dues le plus souvent à la rupture d'anévrysmes miliaires. Tantôt les foyers hémorrhagiques font irruption dans l'intérieur du quatrième ventricule ou s'étalent à la surface de la protubérance. Ce sont les plus considérables. Tantôt ils s'ouvrent dans l'intérieur même de la protubérance, donnant lieu suivant leur siège à des symptômes variés.

Ces hémorrhagies donnent lieu à des convulsions épileptiques généralisées avec ou sans prédominance d'un

(1) Gubler : Mémoire sur les paralysies alternes. *Gaz. hebd.*, 1856-1857.

(2) Millard : Société anatomique, 1856.

(3) Joffroy : *Archiv. de physiol.*, avril 1856.

côté, à des convulsions toniques et cloniques des extrémités (OLLIVIER). Mais le symptôme le plus habituel est caractérisé par la coïncidence d'une paralysie directe pour les nerfs craniens des VIe et VIIe paires, et croisée pour les membres (syndrome de MILLARD-GUBLER). Cette paralysie alterne s'accompagne d'anesthésie et de dysphagie.

Oblitérations. — Les foyers de ramollissement sont dus le plus souvent à des thromboses, soit de l'artère basilaire ou de ses branches, soit des vertébrales (1). Dans un cas de M. GOMBAULT (2) il semble que le foyer se soit développé primitivement au niveau des petits vaisseaux. Suivant le siège du foyer les noyaux d'origine ou les filets radiculaires des VIe, VIIe, VIIIe paires peuvent être intéressés. Dans la plupart des cas les foyers de ramollissement de la protubérance s'accompagnent du syndrome de MILLARD-GUBLER.

La thrombose s'effectue par le même processus d'artérite que dans le cerveau.

2° CERVELET. — Les tumeurs anévrysmales siégeant sur les artères cérébelleuses sont rares.

Ruptures artérielles. — Les hémorrhagies du cervelet ont été étudiées par SERRES, ANDRAL (3), HILLAIRET (4), BROWN-SÉQUARD, OLLIVIER, LEVEN, LUYS (5), CARION (6), etc. Elles sont dues à des altérations artérielles de même nature que celles qui déterminent l'hémorrhagie cérébrale, ce qui explique leur coïncidence assez fréquente avec cette dernière et relèvent souvent de la rupture d'anévrysmes miliaires.

Les grands foyers reconnaissent pour cause, d'après DURET (7), la rupture de l'artère du nucleus dentatus du corps rhomboïdal. La mort peut être foudroyante. Dans

(1) HALLOPEAU : *Archiv. de phys.*, 1876, p. 175.
(2) GOMBAULT : *Archiv. de méd. expérim.*, 1892, p. XXX.
(3) ANDRAL : *Cliniq. méd. de Paris*, 1840 ; cours de pathol. int., 1848.
(4) HILLAIRET : *Archiv. de médecine*, 1848.
(5) LUYS : *Archiv. gén. de médecine*, 1863.
(6) CARION : *Thèse de Paris*, 1875.
(7) DURET : *Archiv. de physiol. norm. et pathol.*, 1877.

les autres cas, le malade éprouve une très grande faiblesse
musculaire, mais il n'y a pas, fait important, de véritable
paralysie. Lorsque celle-ci se montre, sous la forme d'hémiplégie croisée ou directe, elle ne relève pas de la lésion
cérébelleuse elle-même ; elle est due, soit à la compression
du bulbe ou de la protubérance, soit à une autre lésion
concomitante. (LANOIX.)

Les petits foyers sont le plus souvent intra-cérébelleux ;
ils ne donnent lieu en général qu'à des symptômes peu
importants et parfois très fugaces : vomissements, céphalalgie, vertiges, démarche titubante lorsque le vermis se
trouve atteint.

Oblitérations. — Les thromboses sont moins fréquentes
que les hémorrhagies. Elles ne résultent presque jamais
d'une embolie.

Parfois c'est toute une grosse portion d'un lobe qui peut
être atteinte, comme dans le cas de M. le professeur LAN-
DOUZY (1) où le lobe droit du cervelet présentait à la partie
moyenne de sa face supérieure une dépression notable
correspondant à un foyer de ramollissement occupant toute
la moitié supérieure du lobe droit. La thrombose siégeait
sur la vertébrale droite.

D'autres fois le ramollissement peut être bi-latéral.
M. DOLÉRIS (2) a rapporté un cas de ramollissement symé-
trique dû à l'oblitération d'une artère cérébelleuse postéro-
inférieure unique qui était fortement athéromateuse.

3° BULBE. — *Hémorrhagies.* — Les hémorrhagies limitées
au bulbe sont extrêmement rares (OLLIVIER, d'Angers,
LEYDEN, HALLOPEAU) (3), plus souvent elles se font à la surface du bulbe. Lorsque le sang fait irruption dans le quatrième ventricule, la mort est foudroyante.

Le plus souvent il y a attaque d'apoplexie suivie de
paralysie bulbaire.

Ramollissements. — Aussi rares que les hémorrhagies, les

(1) LANDOUZY : Soc. de biologie, 1873, Paris, 1874.
(2) DOLÉRIS : *Progr. méd.*, Paris, 1876, IV, 373.
(3) HALLOPEAU ; Thèse d'agrégation, Paris, 1875.

foyers de ramollissements bulbaires reconnaissent le plus
souvent pour cause l'artérite syphilitique ou l'athérome.

VULPIAN, LUNEAU, HALLOPEAU ont étudié les ramollissements bulbaires. — M. HALLOPEAU, dans sa thèse d'agrégation, rapporte un cas d'oblitération de la vertébrale ayant
donné lieu à l'apparition brusque de tous les symptômes
que l'on observe dans la paralysie labio-glosso-laryngée. Il
fait remarquer que d'après les recherches de DEBET il doit
en être ainsi : « Lorsqu'un caillot siège dans l'une des
artères vertébrales, il interrompt la circulation dans l'artère spinale antérieure et par conséquent dans les artères
médianes qui en partent, c'est-à-dire dans les artères nourricières du noyau du spinal, de l'hypoglosse et du facial
inférieur. S'il occupe la partie inférieure du tronc basilaire, il produit l'anémie des artères sous-protubérantielles
qui vont se distribuer au noyau du pneumogastrique, il
s'ensuit une mort rapide. DEBET. » (Cinq cas de HAYEM) (1).

M. HALLOPEAU fait remarquer que le ramollissement par
oblitération de la vertébrale doit entraîner la paralysie
des membres, en même temps que la paralysie des nerfs
bulbaires, car les rameaux qui se distribuent à la pyramide
et aux faisceaux intermédiaires viennent de la même
artère.

Le même auteur (2) rapporte un cas où l'oblitération
athéromateuse de la vertébrale a produit des accidents
passagers de paralysie bulbaire caractéristique, les caillots oblitérants pouvant disparaître après avoir donné lieu
à tous les symptômes de l'anémie artérielle (3).

§ III. — Artérites de la Moelle

Y a-t-il, en dehors des accidents de rupture et d'oblitération artérielles, des affections médullaires qui puissent
être considérées comme relevant de l'artérite ? A ce propos, on peut distinguer dans la moelle les artères ren-

(1) HAYEM : *Archives de physiologie*, mars 1868.
(2) HALLOPEAU : Soc. de biologie, 1869.
(3) CHARCOT : Leçons de la Salpêtrière, 1869.

trales, aux lésions desquelles on a pu attribuer un rôle dans les affections primitivement localisées à la substance grise à laquelle elles se distribuent (paralysie infantile, etc.), et les artères périphériques qui se distribuent aux méninges et à la substance blanche, et de l'artérite desquelles pourraient dépendre les processus décrits sous le nom de scléroses combinées, de tabes, etc. ; nous avons vu plus haut ce qu'il faut penser de ce rôle.

Mais ici doit prendre place l'étude de la syphilis localisée à la moelle, c'est-à-dire l'étude des méningo-myélites syphilitiques.

Syphilis de la moelle. — La forme gommeuse est la moins intéressante ; son histoire peut se résumer à ce que nous avons dit sur les gommes artérielles.

La forme diffuse nous occupera plus particulièrement, à cause de sa ressemblance avec le complexus anatomo-pathologique qui, localisé au cerveau, réalise le syndrome de la paralysie générale (pseudo-paralysie générale syphilitique) RAYMOND (1). C'est la méningo-myélite diffuse embryonnaire de MM. GILBERT et LION. Elle consiste en une infiltration des méninges et des parois vasculaires par de très nombreuses cellules dites embryonnaires.

La lésion vasculaire peut aboutir à des thromboses donnant lieu à des accidents paraplégiques consécutifs. D'ailleurs la forme diffuse se combine souvent avec la forme gommeuse.

Quant à la forme de ENB, paralysie spinale syphilitique, elle n'a pas de substratum anatomo-pathologique bien délimité. Nous pouvons donc conclure avec M. BRISSAUD (2) que « la syphilis spinale n'étant qu'une évolution d'un processus morbide de méningo-myélite, on peut y reconnaître des périodes, mais non des formes séparées. »

Tous les intermédiaires se retrouvant entre les diverses formes décrites, c'est uniquement, semble-t-il, la localisation prédominante sur tel ou tel point de la moelle qui a

(1) RAYMOND : Contrib. à la syphilis du syst. nerv. *Archiv. de Neurologie*, nos 83 et 84, 1894.

(2) BRISSAUD : Leçons sur les maladies nerveuses, 1893-1894.

pu faire établir, au point de vue clinique, des délimitations tout à fait artificielles.

Au point de vue anatomo-pathologique, ce qui intéresse surtout, c'est, d'une part, l'aspect topographique des lésions qui peuvent être circonscrites ou diffuses; en second lieu, les accidents consécutifs à ces lésions et qui peuvent être, pour l'artérite, la thrombose.

Dans les lésions diffuses, il est loin d'être prouvé que ce soit le processus vasculaire qui commande aux autres lésions ; la syphilis n'a pas plus de prédilection pour le tissu conjonctif des vaisseaux que pour la trame de l'organe lui-même, et, de plus, on ne peut lui refuser une action directe sur les éléments nerveux eux-mêmes. — « Les lésions artérielles ne sont pas suffisantes pour donner, dans tous les cas, l'explication des accidents observés. » (BRIS-SAUD).

Dans les lésions consécutives à la thrombose, le processus artériel intervient, il est vrai, mais le ramollissement qui en résulte n'est qu'un accident secondaire, une complication de l'artérite.

Nous en sommes donc réduits, dans la moelle comme dans le reste du système nerveux, à ne considérer comme lésions vraiment dues à l'artérite, que celles qui relèvent de la rupture et de l'oblitération.

Ruptures. — Les hémorrhagies de la moelle sont rares. Elles relèvent, en général, de la rupture d'anévrysmes miliaires. Elles peuvent s'observer également au cours de la syringomyélie gliomateuse. Les foyers ont la même évolution anatomo-pathologique que les foyers d'hémorrhagie cérébrale. Le plus souvent ils sont centraux (hématomyélie centrale de MIXON) et occupent la substance grise. L'hémorrhagie s'accompagne généralement de paraplégie subite qui, suivant le siège de l'épanchement, s'accompagne de paralysie des membres supérieurs. On observe parfois de la dissociation des sensibilités et, lorsque l'hémorrhagie est uni-latérale, on peut mettre en évidence le syndrome de BROWN-SÉQUARD.

Oblitérations. — Nous avons vu que la thrombose peut se montrer au cours des lésions artérielles de la syphilis spinale,

Toutes les fois qu'elle s'établit au cours d'une maladie infectieuse de la moelle, à marche plus ou moins rapide, elle a pour effet de modifier le tableau anatomo-pathologique par l'introduction, dans le foyer inflammatoire, d'un élément nouveau, le foyer de nécrobiose. On conçoit facilement les conséquences qui peuvent en résulter. Souvent, cependant, les symptômes de cette complication peuvent être marqués par ceux de la maladie primitive.

§ IV. — Artérites des Nerfs

En dehors des altérations névritiques, qui résultent d'une dégénérescence centrifuge consécutive à une lésion des centres, les nerfs peuvent-ils présenter des lésions que l'on puisse mettre sur le compte de l'artérite ?

Cette question des névrites locales, d'origine circulatoire, n'a guère été l'objet de travaux importants que pour ce qui concerne les lésions consécutives aux altérations veineuses (Quénu), et pour ce qui s'observe dans les œdèmes plus ou moins généralisés (*phlegmasia alba dolens.* — Klippel) (1).

« Le point de départ d'une névrite périphérique, dit M. Babinski (2), peut, théoriquement au moins, avoir pour siège soit la partie fondamentale du nerf, le cylindre-axe, soit les parties accessoires, segments interannulaires, tissu conjonctif lamellaire intra ou périfasciculaire, *les vaisseaux sanguins ou lymphatiques.* »

M. Babinski ne paraît pas admettre « que l'agent d'une intoxication qui circule à travers l'organisme entier, impressionne exclusivement la partie périphérique d'un groupe de cellules nerveuses, les cylindres-axes, et n'exerce aucune action sur le corps même de la cellule. »

Les névrites d'origine toxique peuvent donc être considérées comme secondaires à des lésions des centres, nous n'avons pas à nous en occuper ici.

(1) Klippel : Des altérations des nerfs périphériques dans les œdèmes chroniques. *Archiv. gén. de méd.,* juillet et août 1889.
(2) Babinski : in *Traité de médecine,* VI, p. 690.

Les polynévrites alcooliques dans lesquelles les nerfs présentent parfois des lésions vasculaires, paraissent rentrer dans cette catégorie, car des altérations de cellules nerveuses ont été retrouvées dans les cornes antérieures.

Les lésions artérielles jouent-elles un rôle dans les névrites dont le point de départ paraît être périphérique (névrite périphérique de saturnisme)? Il est bien difficile de se prononcer tant que l'accord n'est pas fait sur l'origine même de ces névrites. On a trouvé, en effet, des altérations des cellules des cornes antérieures au cours de ces affections. Nous devons faire remarquer, en outre, que les altérations vasculaires sont tout à fait inconstantes chez les saturnins.

Certaines maladies infectieuses se localisent primitivement sur les nerfs périphériques. Dans la lèpre, la présence du bacille provoque la dégénérescence graisseuse des faisceaux nerveux. Au niveau du foyer, les artérioles peuvent présenter de l'endartérite à un degré assez accentué, elles peuvent même s'oblitérer, mais les lésions vasculaires ne tiennent pas sous leur dépendance les lésions nerveuses; elles sont toutes deux la conséquence d'une réaction locale de toutes les parties du nerf en présence du bacille de Hensen.

§ V. — Artérites des Méninges

Nous ne croyons pas devoir nous occuper longuement des méningites, parce que les lésions artérielles, que l'on retrouve dans des méninges enflammées sont de tout point les mêmes que celles que l'on rencontre dans les centres où ces artères se distribuent. Nous les avons déjà pour la plupart décrites.

Pour les artères d'un certain volume, l'ectasie anévrysmale évoluant à l'extérieur des centres nerveux peut prendre des dimensions considérables; nous l'avons vu à propos des anévrysmes de la base. Mais les artères des méninges peuvent aussi présenter des anévrysmes miliaires qui sont la source d'hémorrhagies méningées (Lépine) sur lesquelles nous ne pouvons nous étendre ici.

Dans les maladies infectieuses, les vaisseaux de la pie-mère participent de la même façon que leurs branches perforantes au processus infectieux (méningites aiguës, méningites tuberculeuses, méningo-encéphalites, méningo-myélites, etc.). Ces lésions ne prennent une réelle importance que par les accidents consécutifs d'oblitération et de rupture qui peuvent les accompagner.

Parmi les méningites, nous devons une mention spéciale pour la pachyméningite cervicale hypertrophique dans laquelle des altérations vasculaires ont été décrites par M. le professeur Joffroy (1) qui a montré que « les vaisseaux sont augmentés de nombre et leurs parois fort épaisses. »

Quelle est la relation qui unit ces altérations avec l'épaississement progressif des méninges ? La gliomatose secondaire qui existait dans le cas princeps de M. Joffroy est-elle dans tous les cas secondaire ? N'est-on pas autorisé, vu l'étroite parenté de la pachy-méningite cervicale hypertrophique et de la syringomyélie (Brissaud) à n'accorder aux lésions vasculaires que le rôle secondaire qu'elles paraissent avoir dans cette dernière maladie ?

(1) Joffroy : Thèse de Paris, 1873.

CHAPITRE III

Essai de Pathogénie

Est-il possible de ramener à une formule simple les rapports réciproques des lésions artérielles et des lésions nerveuses que nous venons d'étudier; et peut-on, de l'étude de ses différentes lésions, tirer quelque conclusion au point de vue des causes qui les provoquent et du mécanisme suivant lequel elles agissent? Telles sont les questions que nous devons nous poser à la suite de l'exposé que nous venons de faire.

Après avoir accordé à l'hérédité son rôle incontestable, et sur lequel nous n'avons pas à nous étendre ici, nous devons chercher dans la structure même des centres nerveux les causes du mécanisme de ses réactions vis-à-vis des divers agents pathogènes qui peuvent l'atteindre.

Si, par la nature de ses éléments, le tissu nerveux présente de nombreuses analogies avec les autres tissus épithéliaux, si, malgré sa stucture compliquée, on peut reconnaître chez lui la parenté d'origine qui le rapproche du tissu hépatique, du tissu rénal, des autres tissus glandulaires, si, enfin, les rapports qu'affectent ses éléments nobles, avec trame conjonctivo-vasculaire qui le pénètre, présentent de nombreux points de ressemblance avec ceux qui se retrouvent dans les autres parenchymes, il est un caractère qui lui est propre et qui constitue pour lui une distinction toute spéciale, c'est la différenciation anatomique de ces éléments cellulaires.

Cette différenciation, nous l'avons trouvée comme base, dans l'étude d'une foule de lésions qui peuvent l'atteindre ; nous la retrouvons maintenant au seuil de la pathogénie, et c'est à elle que nous devons demander, en grande partie, la solution des problèmes que nous nous sommes posés. Le moment n'est, sans doute, pas venu où l'on connaîtra les réactions spéciales de chaque espèce de neurone, de chaque groupement de neurones qui constituent dans le névraxe comme autant de petits territoires autonomes distincts, mais l'on peut pressentir déjà tous les avantages que l'on pourra retirer de leur étude particulière.

Aujourd'hui, le terme auquel on doit s'arrêter est celui d'*inflammation* ; terme bien vague si l'on ne prend pas la peine d'en fixer les caractères, mais qui prend de plus en plus de la netteté, lorsqu'on l'applique, en connaissance de cause, à la mesure des réactions du neurone, vis-à-vis des agents pathogènes qui peuvent l'atteindre. L'inflammation, en effet, si elle ne nous indique pas toujours la nature de la souffrance, nous indique déjà que l'organe souffre et qu'il réagit ; elle nous dit même comment il réagit.

Cette réaction de tout organite lésé vis-à-vis du toxique qui l'empreigne, présente, dans le tissu nerveux, des caractères spéciaux. Ces caractères, elle les doit, d'une part à l'organisation histologique de l'élément nerveux lui-même, d'autre part, à ses rapports de contiguité avec le tissu conjonctif qui l'environne, et les vaisseaux sanguins et lymphatiques qui favorisent ses échanges physiologiques. La présence de larges gaines périvasculaires et d'espaces lacunaires virtuels mais incontestables autour des neurones, l'individualisation anatomique presque absolue de chaque cellule nerveuse, l'existence d'une quantité innombrable de cylindraxes et de dendrites diversement enchevêtrés, enfin l'interposition d'un tissu épithélial morphologiquement distinct, et de fonctions encore obscures, la névroglie, tout cela constitue pour le tissu nerveux une texture particulière qui sera le point de départ des différences nombreuses qui distinguent sa pathologie de celle des autres parenchymes.

Mais toujours, au sein même du tissu nerveux, nous retrouvons le tissu conjonctif, les vaisseaux sanguins, les leucocytes avec les mêmes caractères que dans tous les autres parenchymes, et ces points de ressemblance doivent nous guider pour étudier les caractères de ses réactions.

Qu'est donc la lésion nerveuse, qu'est la lésion conjonctive, qu'est la lésion vasculaire, comment réagissent-elles l'une sur l'autre?

A l'incitation causale, toxique ou infectieuse, chaque élément réagit toujours à sa manière et de la même manière, c'est-à-dire qu'il emprunte à ses caractères anatomo-physiologiques, ceux de sa réaction pathologique. A un excitant faible, il répond par un stade d'hyperactivité fonctionnelle qui traduit sa *faculté d'adaption* au nouveau milieu. C'est ainsi que dans cette lutte pour l'existence, les éléments cellulaires se mithridatisent et s'accoutument à vivre au sein d'un plasma chargé de matières toxiques (alcool, plomb, auto-toxines) ou de toxines microbiennes (infections chroniques). Cette première phase se révèle à l'anatomo-pathologiste, sous l'aspect de processus dits curateurs, qui dénotent les intoxications faibles et lentes. A cette excitation, le leucocyte répond par sa multiplication active, l'exagération de son amiboïsme, de sa diapédèse, de sa phagocytose. Après avoir été migrateur, il pourra peut-être en se fixant, avoir une part dans l'élaboration du travail de sclérose. La cellule conjonctive répond par la multiplication de ses noyaux, par la formation en plus ou moins grande abondance de fibrilles conjonctives (hyperplasie) qui édifient le travail de défense qui aboutit à la sclérose. L'endothélium vasculaire s'hypertrophie. Les éléments nerveux s'irritent en exagérant leurs fonctions. La névroglie s'hyperplasie.

Grâce à ce travail de défense, spécial à chaque élément cellulaire, et suivant la nature même du toxique, de nouvelles habitudes se créent, de nouvelles aptitudes s'acquièrent, mais aussi de nouvelles orientations cellulaires laissent dans les tissus les traces du processus morbide. C'est ainsi que la congestion créant pour un organe une nouvelle manière d'être, peut devenir un point d'appel pour les altérations futures.

Que la cause pathogène persiste ou exagère son action, si la vitalité cellulaire s'épuise, l'adaptation devient impossible et l'élément entre dans une phase de dégénérescence plus ou moins rapide dont la nécrobiose est le dernier aboutissant. Le leucocyte deviendra globule purulent. La cellule conjonctive subira plusieurs sortes de dégénérescence dont la plus fréquente est la transformation granulo-graisseuse. L'endothélium vasculaire se détachera de la paroi sous forme de cellule nécrosée. Le neurone dégénérera suivant des processus divers. La névroglie formera de la névrogliose.

Dans les cas où d'emblée la cause pathogène acquiert une suffisante intensité, ce sont les phénomènes de nécrobiose qui ouvrent la scène, sans intermédiaire de la première période de réaction.

A l'élément noble près, qui diffère dans tous les parenchymes, on retrouve pour chaque élément la même aptitude spéciale dans ses phénomènes réactionnels ; mais, suivant la nature de la cause, suivant son degré d'énergie, suivant son mode d'action, les diverses phases sont accélérées ou ralenties, et suivant la différenciation même de l'élément, les transformations histochimiques le conduisent à tel ou tel genre de dégénérescence (graisseuse, granulo-pigmentaire, colloïde, amyloïde, fibreuse, calcaire, etc...).

Dans le tissu nerveux nous retrouvons tous ces caractères. Mais ici, s'ajoute un élément nouveau de complexité dans l'étude des phénomènes, c'est la différenciation anatomique des éléments cellulaires.

Nous verrons bien comme partout ailleurs, les leucocytes sortir des vaisseaux par diapédèse, remplir les gaines lymphatiques, se loger dans tous les espaces péri-cellulaires qui font du tissu nerveux une véritable éponge lymphatique, nous les verrons, soit participer au travail de sclérose, soit au travail de résorption, soit au travail de nécrobiose ; nous retrouverons les cellules conjonctives du tissu conjonctif et celles des parois vasculaires avec les mêmes aptitudes à former de la sclérose ou à subir les divers phénomènes de dégénérescence ; les cellules des endothéliums vasculaires et lymphatiques ne nous paraîtront pas différentes dans leurs réactions de ce qu'elles sont dans les différents processus inflammatoires des autres tissus, mais la différenciation même des neurones, et les rapports différents qu'ils affectent avec la trame vasculo-conjonctive, donne aux processus pathologiques du système nerveux une physionomie particulière.

Dans les *intoxications lentes*, l'organe s'adapte au poison ; il réagit, et cette phase d'activité se traduit d'abord par la congestion. Ces états morbides dits congestifs paraissent ne s'accompagner d'aucune lésion parce que nos moyens d'investigation ne sont pas encore assez perfectionnés pour nous permettre de déceler les premiers stades des altérations cellulaires de ce travail mithridatisateur qui permet à l'élément de retrouver un nouvel équilibre après une période plus ou moins longue de déséquilibration. L'organe sort victorieux de cette lutte bien que le plus souvent amoindri au point de vue de sa valeur fonctionnelle. L'alcool, le plomb, tous les toxiques en général à dose peu élevée finissent par entraîner la tolérance, mais les états congestifs qu'ils déterminent sont déjà pathologiques parce qu'ils traduisent des modifications anormales dans la structure des organes qu'ils traversent. A ce stade, l'inflammation n'est pas encore bien manifeste quoique la congestion en soit le premier terme et n'en diffère que par l'intensité.

Les toxines microbiennes qui traversent un tissu, élaborées à distance, souvent à un point très éloigné, comme dans la diphtérie par exemple, peuvent, lorsqu'elles sont peu énergiques, agir de la même façon.

Dans ces états congestifs qui traduisent pour les divers ordres d'éléments les premiers stades de la défense contre le toxique, les lésions objectives sont minimes. Leucocytose légère, prolifération peu accusée des endothéliums, légère exagération de la fonction hyperplasique de la cellule conjonctive, processus vasculaire néo-formateur, enfin, pour les éléments nobles, stade plus ou moins marqué d'hypertrophie et de modifications protoplasmiques diverses. Suivant la *nature* du toxique, les divers ordres de cellules seront *inégalement* lésés. Telle substance portera son action d'une façon plus intense sur les endothéliums vasculaires, sur la cellule conjonctive, sur le leucocyte, sur l'élément noble. Et nous devons faire remarquer ici que pour les substances qui ont une action élective pour les cellules endothéliales, l'endothélium de l'endartère et les endothéliums des gaines péri-vasculaires peuvent subir en même temps son atteinte, d'où simultanéité possible de l'endartérite et de la péri-artérite (endo-péri-artérite).

Forçons la dose du toxique ou de la toxine, ce sont les mêmes phénomènes que nous rencontrerons, mais avec des caractères variables d'intensité, et toujours *l'action élective* de l'agent irritant (liée sans doute à l'influence de l'hérédité) pourra déterminer des lésions plus marquées sur tel ou tel système. C'est ainsi que suivant les cas on peut trouver des petits vaisseaux à peu près sains à côté de cellules nobles dégénérées, ou au contraire des petits vaisseaux sclérosés à côté de cellules nobles presque normales. Les mêmes processus rendent bien compte dans le tissu nerveux de l'irrégularité qui préside à la distribution des lésions qui prédominent sur tel ou tel système conjonctivo-vasculaire ou parenchymateux.

Dans ces intoxications lentes que nous étudions, un caractère important est la diffusion des lésions de même ordre. Le toxique charrié par le sang doit nécessairement exercer son action d'une façon à peu près égale dans toute l'étendue de l'organe, ce qui harmonise les lésions de chaque ordre de cellule ; l'alcool, le plomb, les diverses toxines diluées dans le plasma sanguin, porteront directement leur action sur les endothéliums vasculaires, sur le tissu conjonctif, sur les cellules nobles de tout un organisme et de tout un organe en particulier, et suivant leur nature, suivant aussi les prédispositions cellulaires, y détermineront des lésions diffuses généralisées. Telle est, par exemple, l'histoire des affections alcooliques chroniques, des divers organes (hépatite chronique alcoolique, Brault) (1).

Ces lésions pour difficiles à déceler qu'elles soient, mal établies pour le système nerveux, n'en existent pas moins, modifiant profondément le substratum anatomique de l'organe, et le mettant en état d'infériorité vis-à-vis des causes dont l'action est plus directe, les infections localisées.

En face de cette attaque générale de tout un organisme par une substance toxique, chaque cellule lutte pour elle, et il est souvent difficile de concevoir comment les lésions de tel ou tel système peuvent avoir un retentissement sur tel ou tel autre. Lorsque nous voyons, par exemple, une substance à détermination primitivement élective sur un système particulier de neurones, comme la morphine, le curare, mais qui peut à la longue retentir sur tout l'organisme, faut-il attribuer au toxique lui-même ces lésions secondairement observées ? ne peut-on, dans certains cas, les mettre sur le compte de la lésion nerveuse primitive ?

Dans les états congestifs relevant d'une intoxication lente, l'alcoolisme chronique par exemple, ne peut-on, dans certains cas, envisager la vaso-dilatation elle-même comme produite par l'action de l'alcool sur les centres vaso-dilatateurs ?

Ces actions réciproques compliquent considérablement le problème de la détermination primitive des lésions. Aussi, faut-il envisager dans ces phénomènes non seulement l'action directe du toxique sur les éléments eux-mêmes, mais les modifications secondaires que les lésions primitives peuvent déterminer. Ce qui importe surtout, c'est l'histoire de la *détermination primitive*; c'est elle que nous avons tout d'abord étudiée, et au point de vue qui nous occupe, nous avons pu nous convaincre que chaque système d'éléments cellulaires peut payer son tribut à l'intoxication : le système conjonctif, le système endothélial, le système nerveux ; que si l'un est lésé alors que l'autre est épargné, c'est affaire de prédisposition héréditaire et de

____

(1) Brault : Artérites et Scléroses, p. 108.

propriétés électives du toxique, mais que, si la lésion vasculaire retentit sur la lésion nerveuse ou la lésion nerveuse sur la lésion vasculaire, ce n'est que plus tardivement. En un mot qu'il n'y a pas possibilité de mettre ces diverses lésions sous la dépendance l'une de l'autre.

Lorsque nous quittons les intoxications faibles et les infections à distance et que nous touchons à l'histoire des *infections localisées*, aiguës ou chroniques, l'observation devient plus facile du fait de la localisation même, qui rend possible la comparaison des parties lésées avec les parties restées saines. De plus, ces lésions, à cause à la fois de la présence de l'élément pathogène et de la proximité de l'action de la toxine, sont dans la plupart des cas assez accentuées pour ne pas passer inaperçues.

Peut-on déterminer alors la localisation primitive de l'agent infectieux ? et dans le cas d'une lésion affectant primitivement le système endothélial, le système conjonctif, le système nerveux, peut-on déterminer les rapports réciproques de la lésion initiale avec les lésions ultérieures ?

Dans les *affections inflammatoires aiguës*, l'agent infectieux n'a le plus souvent pas de localisation précise. Au point infecté la toxine porte son action simultanément sur les diverses cellules qui réagissent chacune par les processus que nous avons indiqués. Dans le foyer inflammatoire, tout participe à l'inflammation. Prenons, par exemple, un foyer de myélite aiguë infectieuse. Les leucocytes, les endothéliums vasculaires et périvasculaires, les cellules conjonctives du tissu conjonctif et des tuniques des petits vaisseaux, les cellules nerveuses et leurs prolongements cylindraxiles ou dendritiques, les cellules de la névroglie, tout sera plus ou moins lésé. Les altérations pourront être primitivement aussi accentuées sur les capillaires que sur le tissu nerveux, mais les artérioles d'un certain calibre restent souvent pendant longtemps étrangères au processus. « L'étude des inflammations locales et des réparations organiques est encore inachevée ; mais, plus on perfectionne les méthodes d'examen, mieux on se rend compte que *le rôle des vaisseaux* avait été mal défini et qu'il est nécessaire d'accorder une plus grande importance aux réactions des cellules éloignées de tout centre d'irrigation, et à l'activité propre des cellules lymphatiques. » (BRAULT) (1). Cette proposition est entièrement applicable aux inflammations aiguës du système nerveux.

Assurément ces réactions peuvent différer d'intensité et de nature lorsque l'organe est vierge de toute atteinte antérieure héréditaire ou acquise, ou lorsqu'il a déjà subi l'action d'une intoxication chronique ou de plusieurs attaques aiguës successives ; mais le mécanisme est le même ; la réaction des leucoytes, des cellules conjonctives, des cellules endothéliales, des cellules névrogliques, des cellules nerveuses, évolue dans la même sphère et donne dans le système nerveux comme dans les autres organes à l'inflammation *les mêmes caractères*

Là, comme ailleurs, l'inflammation aiguë aboutit soit à la nécrose rapide des éléments (foyers purulents), soit à la réparation des tissus, à laquelle contribuent, comme partout, les leucocytes. A la suite de l'attaque, l'organe restera plus ou moins amoindri dans sa vitalité cellulaire. Tandis que les cellules qui occupaient le centre du foyer auront succombé, celles moins atteintes de la périphérie se seront arrêtées au premier stade de la réaction et la manifestation la plus appréciable de ce phénomène est l'ébauche d'un travail réparateur qui se traduit pour la cellule conjonctive par le processus sclérogène. Ce fait explique pourquoi les infections aiguës peuvent laisser des traces de sclérose dans le tissu conjonctif et dans les parois vasculaires.

Dans les infections localisées subaiguës dont l'action est la plupart du temps plus durable, les réactions étant moins énergiques, les éléments pourront être plus longtemps maintenus à leur premier stade de réaction sans aboutir au stade de nécrose. La conséquence sera l'élaboration bien plus apparente du tissu de sclérose. Dans ce cas, dit M. BRAULT (2), « vous verrez se développer au fur et à mesure

(1) BRAULT : Les Scléroses, p. 17.
(2) BRAULT : Artérites et Scléroses, p. 28.

le rôle des vaisseaux, l'importance de la diapédèse, les réactions des tissus lymphoïdes, les irritations des glandes et des muqueuses. La réaction vasculaire, à peine appréciable dans les formes hypertoxiques des infections, intervient ici d'une façon manifeste, mais sans prendre pour cela la première place, sauf dans certaines conditions où l'ectasie capillaire est prodigieusement développée. Mais en somme, les vaisseaux n'interviennent dans les inflammations que lorsqu'ils y sont incités, ce qui n'a pas toujours lieu. Il est donc impossible, si l'on ignore la cause même de l'irritation, de savoir le rôle qui leur est réservé. De sorte que l'intervention des vaisseaux n'apparaît pas comme un phénomène nécessaire, elle est exactement subordonnée à la cause qui la provoque, et le degré d'irritation que les vaisseaux présentent ne saurait en rien permettre de préjuger celui des autres parties. »

Ces faits donnent l'explication des lésions que nous avons trouvées dans les *maladies infectieuses subaiguës* du névraxe dans lesquelles, à côté des lésions de capillaires, nous n'avons pas retrouvé d'artérite au niveau des artères d'un certain volume. Ce qui, à notre avis, a pu faire accorder, dans la paralysie spinale infantile, par exemple, le rôle principal aux vaisseaux, c'est que les phénomènes inflammatoires sont objectivement bien plus visibles au niveau de ceux-ci, surtout à cause de l'accumulation des leucocytes dans les gaines périvasculaires et dans les espaces lacunaires et aussi à cause de la présence dans leurs parois de tissu conjonctif qui dessine tout naturellement sur les préparations des lésions bien plus manifestes. Mais la lésion nerveuse, quoique moins apparente, n'en est pas moins importante. Tant que les artérioles ne sont pas oblitérées, ce qui est le cas le plus fréquent, le tissu nerveux ne souffre pas tant du manque d'apport de matières nutritives (car l'on sait que des artères même très rétrécies suffisent à la nutrition normale du territoire nerveux correspondant), que de l'infection elle-même qui produit sur lui des altérations que la technique n'est pas toujours capable de mettre en évidence.

On n'est donc pas autorisé à dire que la lésion nerveuse

soit sous la dépendance de la lésion vasculaire. Tout au plus, dans les cas anciens, lorsque le processus de réaction endartérique a pu amener l'oblitération thombosique du vaisseau, peut-on mettre sous la dépendance de l'obstruction les phénomènes secondaires que l'on observe dans le territoire irrigué.

Dans les *infections inflammatoires chroniques*, la complexité des phénomènes devient plus grande du fait de l'irrégularité de répartition des lésions et des réactions différentes que peuvent présenter les divers systèmes de cellules vis-à-vis de la cause pathogène ; *la durée même de la maladie accentue ces différences*, si bien que les processus dégénératifs peuvent être très accentués sur tel ou tel système, alors qu'ils sont à peu près nuls sur tel autre. C'est cet aspect différent des lésions qui a été cause de la division tout arbitraire des affections inflammatoires en interstitielles et parenchymateuses, alors que dans la plupart des cas elles sont toutes mixtes d'emblée. Mais la vulnérabilité plus grande de tel ou tel système chez les différents sujets, vulnérabilité due aux propriétés électives de la cause pathogène et aussi à la valeur héréditaire individuelle des différents sytèmes de cellules, fera que les lésions conjonctives ou les lésions parenchymateuses peuvent prédominer les unes par rapport aux autres.

Les propriétés électives de la cause pathogène sont cause des différences d'aspect que présentent les inflammations dans des maladies infectieuses chroniques, définies, comme la tuberculose, la syphilis, la lèpre, et d'autres maladies infectieuses dont l'élément pathogène est encore à découvrir.

La valeur héréditaire individuelle des différents systèmes de cellules est cause que sous l'influence d'un agent microbien qui peut être le même, les divers individus ne présentent pas des réactions analogues, et que chez les uns ce seront les lésions vasculo-conjonctives qui prédomineront, tandis que chez d'autres ce seront les lésions parenchymateuses. On peut même étendre plus loin cette influence de la prédisposition individuelle et admettre que,

dans le parenchyme du névraxe, les divers systèmes de
neurones peuvent avoir chacun leur vulnérabilité et leur
mode de réaction particuliers. De ce fait résulteraient les
divers ordres de lésions systématisées que nous avons
énumérés plus haut.

Étudions donc le rôle des lésions artérielles, d'abord
dans les inflammations chroniques des affections définies,
ensuite dans les inflammations systématisées dont, pour
la plupart, nous ignorons encore la genèse.

Dans les infections à élément pathogène défini (tuberculose, syphilis, lèpre, etc.), il est possible de retrouver
tous les intermédiaires entre les formes circonscrites et les
formes diffuses. Mais ces dernières, reconnaissant le même
processus et ne différant des premières que par la con-
fluence des lésions de même ordre, leur étude arrive à se
confondre.

« En passant, dit M. Barié (1), des inflammations les
plus aiguës, ou des dégénérescences les plus rapides, aux
inflammations qui se localisent et prennent la *forme nodu-
laire*, on ne voit pas que les artères aient un rôle plus
direct dans la succession des phénomènes qui s'y produisent. »

Dans la *tuberculose*, à moins de propagation directe
venue d'un foyer tuberculeux voisin, le bacille ne peut
aborder les centres nerveux que par la voie sanguine ou
lymphatique. Ce n'est donc qu'au niveau des capillaires
les plus fins qu'il pourra pénétrer, en accompagnant la diapédèse des globules blancs dans les espaces lacunaires du
tissu conjonctif, soit qu'il se localise primitivement sur
l'endothélium, soit qu'il pénètre, avec un leucocyte, dans
les lymphatiques, soit qu'il puisse, par cet intermédiaire,
se localiser sur une cellule nerveuse, fait qui n'est d'ailleurs pas démontré, la réaction de l'organisme se traduira
par la mise en jeu de tous les éléments voisins. Le processus d'attaque suscitera les mêmes réactions locales que
dans les affections aiguës, avec cette différence, qu'ici,

(1) Barié : *Loc. cit.*, p. 32.

l'inflammation étant moins violente, une ceinture de leucocytes aura le temps d'organiser autour du foyer une zone de protection bien plus manifeste. Si le tubercule s'est localisé primitivement dans le tissu conjonctif, les vaisseaux ne participent au processus que par des lésions de voisinage ; si c'est dans une artériole, tant que la lumière du vaisseau reste perméable, la lésion évolue comme ailleurs, sans déterminer la moindre altération dans le territoire irrigué. Ce n'est que dans les cas d'oblitération que des phénomènes de nécrose peuvent s'y montrer, mais ces altérations sont, comme on le voit, secondaires et banales, car elles se présentent toujours les mêmes, quelle que soit la cause de l'oblitération (BRAULT). A mesure que la lésion gagne en extension, le centre du foyer subit la dégénérescence caséeuse, mais les parties voisines subissent également l'influence de la toxine.

Dans les méningites tuberculeuses, par exemple, les cellules nerveuses de l'écorce présentent des lésions bien caractéristiques dues à un véritable processus d'encéphalite subaiguë qui relève bien de l'action de la toxine elle-même, et est tout à fait distinct des lésions dues à l'oblitération artérielle ou aux foyers hémorrhagiques, produits par les ruptures vasculaires.

Dans la *syphilis*, nous retrouvons des altérations présentant un mode d'évolution analogue. Toutes les différences sont dans la différence de la réaction de l'organisme, qui aboutit à la gomme au lieu d'aboutir au tubercule. Mais les vaisseaux n'ont pas un rôle plus important que précédemment dans la succession des lésions, et « bien que l'opinion inverse ait été soutenue à propos des gommes syphilitiques, et que l'on ait cru pouvoir affirmer qu'elles résultaient de l'oblitération des artères, il est difficile de dire dans quel organe elles correspondent à de semblables désordres (1) ». Si, dans l'infection syphilitique, les centres nerveux subissent l'influence morbide de la syphilis, c'est à la toxine elle-même qu'il faut en demander la raison. Les productions localisées paraissent dépendre d'une localisation

____
(1) BRAULT : *Loc. cit.*, p. 16.

microbienne ; lorsque celle-ci se fait sur une artère, le tissu nerveux ne présente pas, autour du foyer, d'autres altérations que lorsque la localisation se fait primitivement ailleurs, et les seuls accidents à mettre sur le compte de l'artérite syphilitique sont, comme dans la tuberculose, des accidents secondaires dus, soit à l'oblitération, soit à la rupture d'un vaisseau.

Pour les autres *maladies infectieuses* que la tuberculose et la syphilis, nous ferions les mêmes constatations. « Il n'existe pas, dit M. BRAULT (1), une seule maladie infectieuse du type microbien ou d'un type parasitaire plus élevé, où il ne soit facile de montrer que toutes les lésions s'expliquent par l'action directe des parasites, sans intervention des vaisseaux. Cette intervention est de moins en moins appréciable, lorsqu'on envisage les formes nodulaires des maladies infectieuses chroniques. La sclérose apparaît alors comme la réaction habituelle du tissu conjonctif en face d'irritations longuement poursuivies. Nous savons que, dans cette longue série d'altérations, les lésions des artères sont inconstantes, et que tous les stades inflammatoires peuvent être expliqués sans leur intervention. Lorsque, par hasard, on vient à constater des modifications profondes de l'endartère, ce serait une faute que de leur attribuer les destructions organiques qui les accompagnent. »

Quel est, maintenant, le rôle des artérites dans les *maladies du système nerveux* qui affectent une *disposition systématique* plus ou moins marquée, suivant les lésions de tels ou tels systèmes de neurones ?

Disons de suite que la systématisation même des lésions paraît impliquer le rôle prépondérant de la prédisposition individuelle. Peut-être aussi y a-t-il à invoquer une action élective de la part des substances toxiques, auxquelles il est possible que ces lésions systématisées doivent être rapportées. Quoi qu'il en soit, le rôle des vaisseaux ne paraît

(1) BRAULT : *Loc. cit.*, p. 51.

pas différer de ce qu'il est dans les maladies que nous venons de passer en revue.

Dans les affections dégénératives des neurones moteurs et des neurones sensibles, ce sont surtout les petits vaisseaux qui sont touchés, mais leurs lésions sont tout à fait banales. Il est cependant intéressant de revenir sur la théorie des tabes, soutenue par ORDONNEZ, ADAMKIEWICZ, BUZARD, DÉJÉRINE, OBERSTEINER? Pour ces auteurs, les lésions médullaires des *tabes* pourraient être considérées comme une *sclérose vasculaire* systématisée, suivant le trajet intra-médullaire des racines postérieures. Comment expliquer, par cette théorie, la localisation des lésions à une multitude d'artérioles qui ne diffèrent en rien des artères qui irriguent les territoires respectés, et qui communiquent largement avec ces dernières à la périphérie de la moelle? Comment pourrait-on concevoir qu'une substance toxique ou qu'un agent microbien choisisse, pour exercer ses ravages, parmi ces artères toutes semblables, justement celles qui irriguent les cordons postérieurs, et cela sur toute la hauteur de la moelle? Il nous suffit, ce nous semble, de poser la question.

Il paraît au contraire bien plus logique de considérer la lésion vasculaire comme concomitante de la lésion nerveuse, ou plus probablement consécutive à cette dernière. D'ailleurs, la théorie vasculaire est en opposition formelle avec la théorie primitivement parenchymateuse du tabès qui nous a paru la plus acceptable. Dès lors, la disposition topographique des lésions vasculaires s'explique d'elle-même; les artères ne font que participer au processus systématique et leurs lésions, de même que les lésions conjonctives, en limitent les contours.

Pour la *paralysie générale*, nous pourrions répéter ici les arguments qui nous ont fait nous rallier à la théorie de sa détermination primitivement parenchymateuse. (MESCHEDE, JOFFROY, KLIPPEL, PIERRET, ZACHER.) Les lésions du tissu conjonctif et des vaisseaux doivent passer au second plan. Cependant, ici, la grande diffusion des lésions sur les divers systèmes de neurones, leur absence de systématisa-

tion bien nette, distingue la paralysie générale des affections plus franchement systématisées.

Aussi pour ces raisons, et par analogie avec les affections
parenchymateuses, d'autres organes, hépatites chroniques,
néphrites chroniques, avons-nous émis avec KLIPPEL l'hypothèse de sa nature infectieuse (COULON) (1). Cette hypothèse nous paraît d'autant plus soutenable qu'un grand
nombre d'affections parenchymateuses chroniques sont
considérées aujourd'hui comme de nature infectieuse.
Aussi, dans la paralysie générale, peut-être moins que
dans les affections plus systématisées, doit-on considérer
comme importante la prédisposition individuelle élective
de chaque espèce de neurones, puisque l'agent toxique
peut faire sentir son influence sur toutes les espèces de
cellules nerveuses. Le fait même qu'à côté de neurones
lésés il peut y avoir des neurones de même espèce respectés, serait un argument en faveur de cette théorie.

Quoi qu'il en soit, nous sommes amené à considérer
la paralysie générale comme représentant pour les centres
nerveux quelque chose d'analogue à ce que sont les hépatites chroniques pour le foie ou les néphrites chroniques
pour le rein. Les expressions d'interstitielle et de parenchymateuse, appliquées à l'encéphalite, seraient trop exclu-
sives et nous serions plutôt amené à considérer la maladie comme une maladie chronique des centres nerveux
dans laquelle, comme pour le foie et pour le rein, les
lésions n'affectent aucune systématisation topographique
bien délimitée, quoique dans le plus grand nombre des
cas les cellules de l'écorce soient le plus fortement
atteintes. Là, comme dans les affections des autres organes,
les altérations de la trame vasculo-conjonctive qui sont
en quelque sorte banales, marcheraient de pair avec
les altérations des cellules nerveuses. Cette interprétation rendrait compte de ce fait qu'il peut y avoir des
territoires sains à côté de territoires lésés, et que dans les
territoires lésés les altérations vasculo-conjonctives se
retrouvent à côté des lésions cellulaires. Ces diverses

(1) COULON : Thèse de Paris, 1896.

lésions seraient l'une et l'autre sous la dépendance des altérants toxiques ou infectieux, et le degré d'énergie de ces altérants lié au degré de prédisposition individuelle, suffirait à expliquer pourquoi, dans les cas récents, les lésions parenchymenteuses prédominent, alors que dans les cas anciens où les lésions ont eu le temps de s'organiser, on trouve des lésions de sclérose vasculo-conjonctive très accentuées. Mais, qu'on le remarque bien, jamais les lésions vasculo-conjonctives ne paraissent primitives.

Il nous reste maintenant à dire un mot du rôle de l'artérite dans les affections inflammatoires auxquelles donnent lieu les *associations microbiennes* et dans certaines formes dites associées où l'on retrouve côte à côte des lésions vasculaires qui paraissent relever de processus différents.

L'étude du rôle des associations microbiennes dans la pathologie du système nerveux est encore à son début. Cependant, à côté des formes que l'on peut considérer comme pures, elle prend une importance tous les jours croissante.

A côté de lésions artérielles relevant de la syphilis, par exemple, on peut rencontrer d'autres lésions artérielles qui doivent être rapportées à une autre cause, souvent infectieuse. L'artérite tuberculeuse avec présence du nodule tuberculeux contenant le bacille, s'associe souvent à des artérites d'une autre nature. Si la nature infectieuse des artérites qui évoluent sous le type de l'artério-sclérose n'est pas admise par tous, certains auteurs sont disposés à l'admettre (HANOT). L'on pourrait reconnaître dès lors, à côté des lésions vulgaires d'artério-sclérose, des lésions artérielles mieux différenciées, dues à un agent pathogène déterminé. C'est ainsi que l'on pourrait expliquer chez un même sujet la présence d'altérations athéromateuses à côté de lésions scléro-gommeuses syphilitiques ou de tubercules miliaires. Et ne pourrait-on, dans ce cas, considérer les lésions de sclérose artérielle, déjà existantes, comme un point d'appel pour les infections ultérieures ?

Cette conception paraît tout au moins possible, sinon de

prime abord acceptable, car le polymicrobisme est un fait tellement banal que ce sont au contraire les formes pures qui doivent être considérées comme l'exception.

Dès lors, nous assisterons du côté des éléments nerveux à des réactions pathologiques en rapport avec ces infections microbiennes multiples. A côté des lésions purement syphilitiques ou tuberculeuses bien caractérisées par leurs caractères spécifiques, nous pourrons voir évoluer en rapport avec les lésions banales de la sclérose artérielle, des modifications correspondantes survenues dans le territoire nerveux. Un athéromateux devenu syphilitique ou tuberculeux sera autre chose qu'un syphilitique pur ou qu'un tuberculeux pur, non seulement par ses lésions artérielles, mais par ses lésions nerveuses.

Ce que nous disons des associations microbiennes, nous pourrions le dire à propos des autres associations morbides dont les causes sont encore inconnues, mais qui ne laissent pourtant aucun doute sur leur différence de nature.

Dans la paralysie générale, en effet, on peut rencontrer, à côté des lésions typiques de la paralysie générale, des lésions athéromateuses vulgaires ou des lésions d'artérite tuberculeuse ou syphilitique.

M. CULLERRE (1), quoique faisant de l'athérome une lésion sénile, pense qu' « il existe une forme de démence paralytique qui se caractérise à la fois par les lésions ordinaires de la méningo-encéphalite et par celles de la sénilité cérébrale, l'athérome, les anévrysmes miliaires, les foyers de ramollissement jaune. »

Dans la syphilis des centres nerveux, on peut rencontrer des lésions athéromateuses banales. Bien que, dans le plus grand nombre de cas, on puisse considérer la syphilis comme pouvant aboutir à la sclérose artérielle et produire des lésions ne différant pas des lésions athéromateuses vulgaires (CORNIL (2), CHARRIER et KLIPPEL (3), on ne peut

(1) CULLERRE : Annales médico-psych., 1882, t. I, p. 386.
(2) CORNIL : Jour. des connais. médic., 11 fév., 1886.
(3) CHARRIER et KLIPPEL : Rev. de méd., sept. 1891.

nier la coexistence possible des lésions véritablement de nature syphilitique (scléro-gommes) et de lésions athéromateuses vulgaires pouvant relever d'une autre cause que de la syphilis. En un mot on peut concevoir que des sujets porteurs de lésions athéromateuses puissent contracter la syphilis et faire du côté de leurs artères des déterminations de nature syphilitique.

M. Klippel (1) a donné à ces complexes anatomo-pathologiques le nom de *paralysies générales associées* pour bien montrer que ces formes répondent à de simples associations d'affections différentes, différant par là même des pseudo-paralysies générales, dans lesquelles les lésions typiques de la paralysie générale ne se retrouvent pas.

On conçoit dès lors de quelle difficulté est le problème de la détermination primitive des lésions dans ces formes associées, et combien les rapports réciproques des lésions artérielles et des lésions nerveuses deviennent obscurs. Il est cependant dans certains cas possible par l'analyse des lésions dans les cas typiques, de distinguer à leurs caractères propres celles qui dans les cas complexes doivent être attribuées à telle cause plutôt qu'à telle autre. Mais il est souvent difficile de dire si par exemple ce sont les lésions athéromateuses qui ont précédé celles de syphilis ou inversement.

Dans ces formes associées, si l'on peut dans certains cas considérer les lésions comme évoluant côte à côte chacune pour son propre compte, on doit toujours envisager la possibilité des actions réciproques que ces lésions différentes peuvent avoir les unes sur les autres non seulement dans leur détermination primitive, mais dans leur évolution ultérieure.

(1) Klippel : Archiv. de méd. exper., 1er sept. 1891.

Vue d'Ensemble

Nous venons d'esquisser, au point de vue pathogénique, les rapports qui existent entre les artérites et les affections du système nerveux, et nous venons de voir, que si, dans la très grande majorité des cas, les lésions artérielles peuvent s'ajouter à des lésions des cellules nerveuses, on n'est pas autorisé à considérer l'artérite comme la cause de la maladie nerveuse.

Mais, si le rôle de l'artérite paraît bien restreint *dans la pathogénie* des affections du système nerveux, il est, en revanche, considérable dans toute une série d'accidents qui doivent être considérés comme la conséquence de l'artérite elle-même : l'ectasie anévrysmale, la rupture artérielle et l'oblitération thrombosique. Nous avons déjà étudié ces complications de l'artérite, et nous ne voulons ici que donner une vue d'ensemble sur ce que nous paraît être le rôle de l'artérite dans la pathologie du système nerveux.

Lorsque les voies d'apport du tissu nerveux viennent à être lésées, que devient la nutrition de ce tissu ?

Il est prouvé, par des faits indiscutables d'aplasie congénitale des artères, qu'un tissu n'a pas besoin pour fonctionner normalement de toute la quantité de sang apportée par ses vaisseaux nourriciers, et qu'une diminution de calibre même assez marqué de ceux-ci est compatible avec un fonctionnement physiologique normal.

Assurément, au moment d'un fonctionnement actif de l'organe, la congestion traduit le besoin d'une circulation plus active, mais à l'état normal, la consommation est loin d'exiger l'utilisation de tous les matériaux nutritifs apportés. Si une cause quelconque vient à rétrécir le calibre des artères ou de leurs branches, l'organe pourra avoir encore au repos, une plus-value de matières nutritives; mais, s'il est obligé d'exagérer son fonctionnement, on verra apparaître des phénomènes de *claudication inter-mittente* bien étudiés par Charcot; l'organe est en état de méiopragie d'origine artérielle.

Si le calibre du vaisseau arrive jusqu'à l'oblitération, comme les artères des centres nerveux peuvent être considérées, pour la plupart, comme terminales, l'ischémie sera complète, et à la méiopragie succédera l'apragie. Le dernier stade de ce défaut de nutrition sera la mort du territoire irrigué par le vaisseau, la nécrobiose des éléments. Ces faits de simple physiologie pathologique dominent l'histoire d'une grande classe d'accidents dus à l'artérite. Ils éclairent en outre la pathogénie du ramollissement.

Lorsque l'artérite se traduit par l'ectasie anévrysmale, ce sont les accidents consécutifs, soit à la présence de la tumeur anévrysmale, soit à la rupture de cette tumeur que l'on observe. La plupart des hémorrhagies qui se font dans les centres nerveux relèvent de cette cause.

Enfin, une embolie venue d'un point éloigné du système artériel, peut déterminer au niveau des centres nerveux des phénomènes de thrombose suivie d'oblitération et des accidents consécutifs.

C'est presque uniquement, semble-t-il, à ces accidents et à leurs conséquences, qu'il faut réduire, avec les anatomo-pathologistes les plus compétents, le rôle des artérites dans la pathologie, et en particulier dans la pathologie du système nerveux.

Que deviennent donc les scléroses diverses du cerveau, du bulbe, de la moelle dont on avait cru pouvoir rendre les artérites responsables?

Sous le coup d'une infection quelconque, le tissu nerveux réagit par le processus de l'inflammation. Suivant les prédispositions individuelles, suivant les propriétés de l'agent pathogène, la localisation s'effectue primitivement sur le système conjonctivo-vasculaire ou sur les éléments nerveux. Le plus souvent, il faut le dire, on est autorisé à penser que c'est à la fois sur tous les systèmes de cellules que la cause pathogène fait sentir son influence, mais que tous, suivant les circonstances que nous venons d'indiquer, sont inégalement frappés.

Tel individu à cellules nerveuses vigoureuses et bien constituées pourra porter longtemps dans ces centres nerveux des lésions artérielles même très avancées qui, si elles n'aboutissent pas aux accidents dont nous avons parlé, peuvent ne se traduire par aucun symptôme appréciable.

Tel autre au contraire, héréditairement dégénéré, aura des troubles nerveux graves, des phénomènes d'ischémie et de claudication intermittente dès que l'athérome rétrécira même faiblement le calibre de ses artérioles.

Ces faits expliquent jusqu'à un certain point la prédominance des lésions sur le système conjonctivo-vasculaire ou sur le système nerveux dans des affections relevant d'une même cause.

Mais dans tous les cas, l'artérite apparaît comme concomitante du phénomène morbide, et comme ne le créant pas ; et lorsque les infections ou même les substances toxiques conduisent l'organe tout entier ou certains territoires de l'organe à la sclérose, ce n'est pas en lésant primitivement les artères.

Nous avons vu en effet, que les altérations artérielles les plus accentuées ne peuvent souvent pas grand'chose pour entraver le fonctionnement normal du tissu nerveux. C'est en lésant en même temps que le tissu conjonctif de l'artère, le tissu nerveux lui-même, les neurones et souvent aussi les cellules épendymaires et la névroglie.

La sclérose des artères dont on a voulu faire une manifestation de l'*arthritisme*, c'est-à-dire d'une diathèse, paraît, au contraire, être le plus souvent la conséquence d'une infection. Hanot (1) déclare que l'artério-sclérose,

(1) Hanot : Consid. gén. sur le rhumat. articul. aigu. *Presse méd.*, juin 1894.

ordinairement d'*origine infectieuse*, est quelquefois consécutive à une artérite aiguë rhumatismale. Le plus souvent, cette sclérose artérielle va de pair avec la transformation scléreuse de l'organe tout entier : mais, dit M. BRAULT (1), « il n'existe pas de *fibrose primitive* pouvant être considérée comme le substratum anatomique de certaines prédispositions morbides, telles que l'arthritisme. — Quant au tissu interstitiel et aux vaisseaux des appareils les plus compliqués, leurs lésions marchent de pair avec celles des autres parties aussi bien dans le foie, le rein, les glandes de la peau, que dans les muscles, *le cerveau, la moelle et les nerfs*. — L'artério-sclérose est, bien plus souvent qu'on ne le croit, limitée à un petit nombre de vaisseaux. Les seuls accidents dont soient menacés les malades qui en sont atteints, sont les oblitérations, les ectasies et les ruptures artérielles avec toutes leurs conséquences.

L'association possible des multiples localisations de la sclérose artérielle avec les scléroses viscérales, explique les erreurs d'interprétation qui ont permis à certains auteurs de considérer la doctrine de l'artério-sclérose étendue à tous les viscères, comme définitivement établie, mais la très grande fréquence des *scléroses organiques isolées* sans coïncidence de lésions vasculaires, la condamne sans appel ».

(1) BRAULT : Artérites et Scléroses, p. 151.

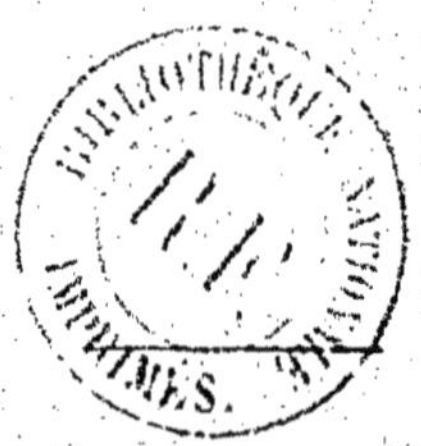

CONCLUSIONS

Dans les rapports réciproques des lésions artérielles et
des lésions nerveuses qui peuvent évoluer sous l'influence
d'une même cause, une infection, par exemple, le degré
de dégénérescence cellulaire héréditaire ou acquise peut
rendre compte de la prédominance, variable suivant les
sujets, des lésions sur le système artériel ou sur les éléments nerveux.

Les intoxications n'ont généralement que peu d'action
sur les artères comme processus d'attaque. Elles ont probablement une influence plus marquée sur des lésions
artérielles déjà constituées. Mais leur action est uniforme
sur toutes les parties du système artériel et l'on doit se
garder de mettre sur le compte des intoxications des
lésions artérielles d'une autre nature qui peuvent coexister
et qui affectent presque toujours une disposition plus ou
moins circonscrite.

Dans la grande majorité des cas, les lésions artérielles
du système nerveux sont des lésions d'endartérite ayant le
caractère d'un processus local. Leur retentissement sur les
éléments nerveux voisins ne s'expliquerait que par la propagation de l'inflammation à ces éléments si les lésions
artérielles étaient primitives.

Mais le plus souvent lésions artérielles et lésions nerveuses sont concomitantes et relèvent de la même influence
pathogène, le plus souvent de l'infection.

Ce fait explique pourquoi la cause pathogène, portant
son effet sur tous les éléments d'un organe, peut déterminer *des localisations très variables de l'infection sur tel*

ou tel point de son territoire des lésions locales, dans lesquelles on retrouve des altérations vasculaires à côté des altérations des cellules nerveuses, alors que les territoires voisins peuvent être plus ou moins et parfois absolument respectés.

Les attaques violentes qui conduisent rapidement les éléments à la nécrose, déterminent dans le tissu nerveux tous les caractères de l'inflammation aiguë. Dans la plupart des maladies infectieuses qui atteignent le système nerveux, l'artérite est concomitante de la lésion nerveuse, mais ne la crée pas.

Dans les inflammations plus lentes, les deux ordres de lésions peuvent marcher côte à côte, avec prédominance plus manifeste sur le système artériel ou sur les éléments nerveux, mais là encore on peut se rendre compte de l'indépendance relative de chaque ordre de lésion.

Dans les maladies qui affectent une disposition plus ou moins systématique, ce n'est pas la sclérose artérielle qui est cause de cette disposition. Les lésions dégénératives des faisceaux blancs sont bien plus nécessairement liées à des lésions de leurs centres cellulaires. Mais dans les territoires lésés, les artères participant au processus inflammatoire affectent tout naturellement dans la distribution de leurs lésions une disposition topographique en rapport avec celle du territoire lésé.

Dans les inflammations chroniques des centres nerveux qui se terminent par la sclérose, il faut admettre que cette sclérose, qui n'est jamais uniformément étendue à tout l'organe, mais affecte plus spécialement certains territoires souvent à l'exclusion de certains autres, est la conséquence de processus inflammatoires, souvent répétés, ayant déterminé à la fois des réactions de la part des vaisseaux et de la part des éléments nerveux dans ces territoires. Mais on ne peut mettre cette sclérose sur le compte des lésions artérielles.

Dans la pathologie du système nerveux, le rôle des artérites est presque entièrement contenu dans celui des lésions secondaires auxquelles elles peuvent donner naissance : les dilatations anévrysmales et les phénomènes les plus souvent locaux qu'elles déterminent ; les diminutions de calibre dues à l'épaississement des parois artérielles, qui peuvent entraîner des phénomènes de claudication intermittente et d'ischémie ; les oblitérations emboliques ou thrombosiques qui déterminent des foyers de ramollissement, enfin les ruptures artérielles et tout le cortège des accidents qui leur sont attribuables.

En dehors de ces accidents, des lésions artérielles même très avancées peuvent ne se traduire par aucun symptôme.

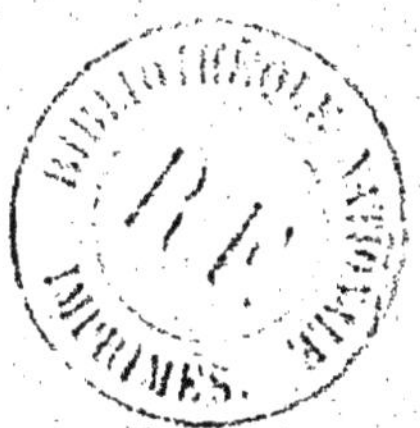

TABLE DES MATIÈRES

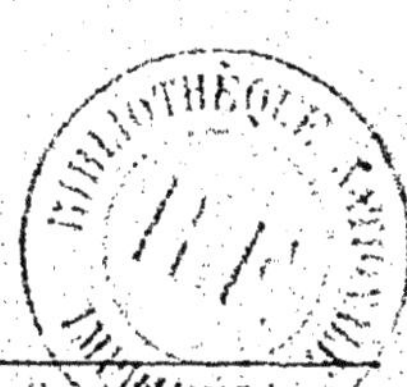

Angers, imprimerie Lachèse et Cie, Chaussée Saint-Pierre.

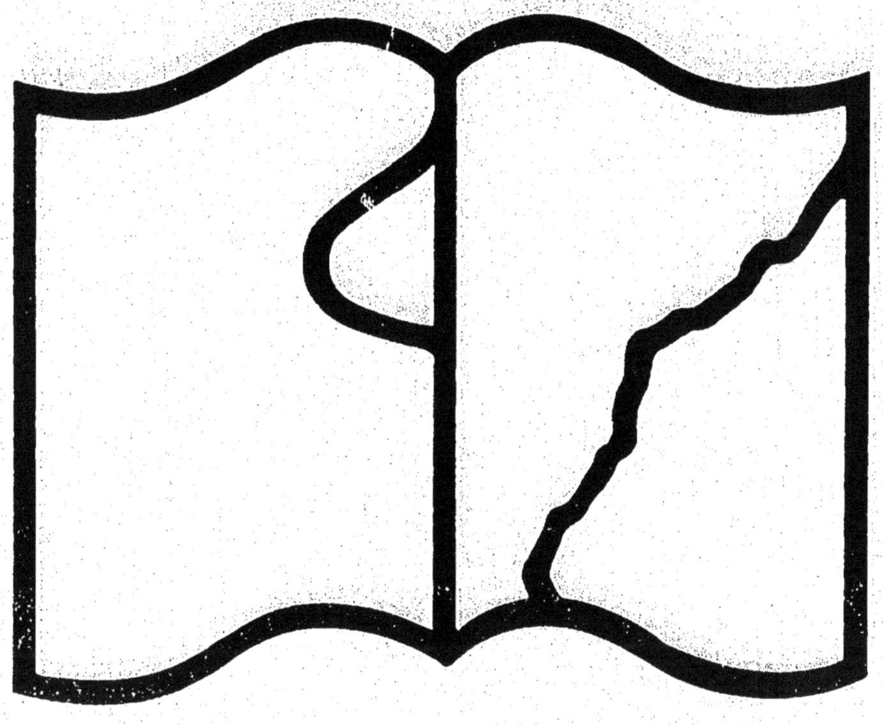

Texte détérioré — reliure défectueuse

NF Z 43-120-11